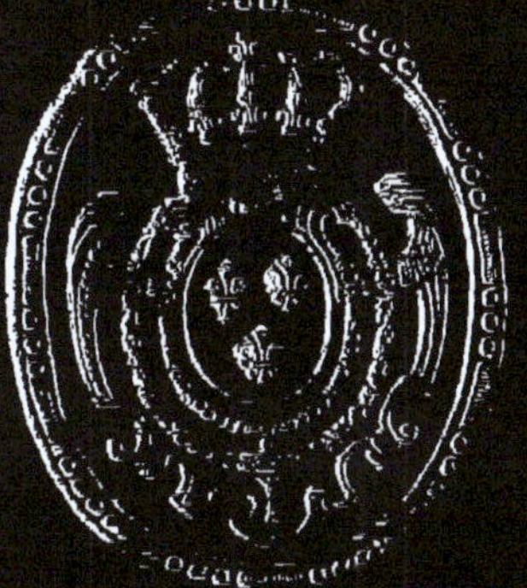

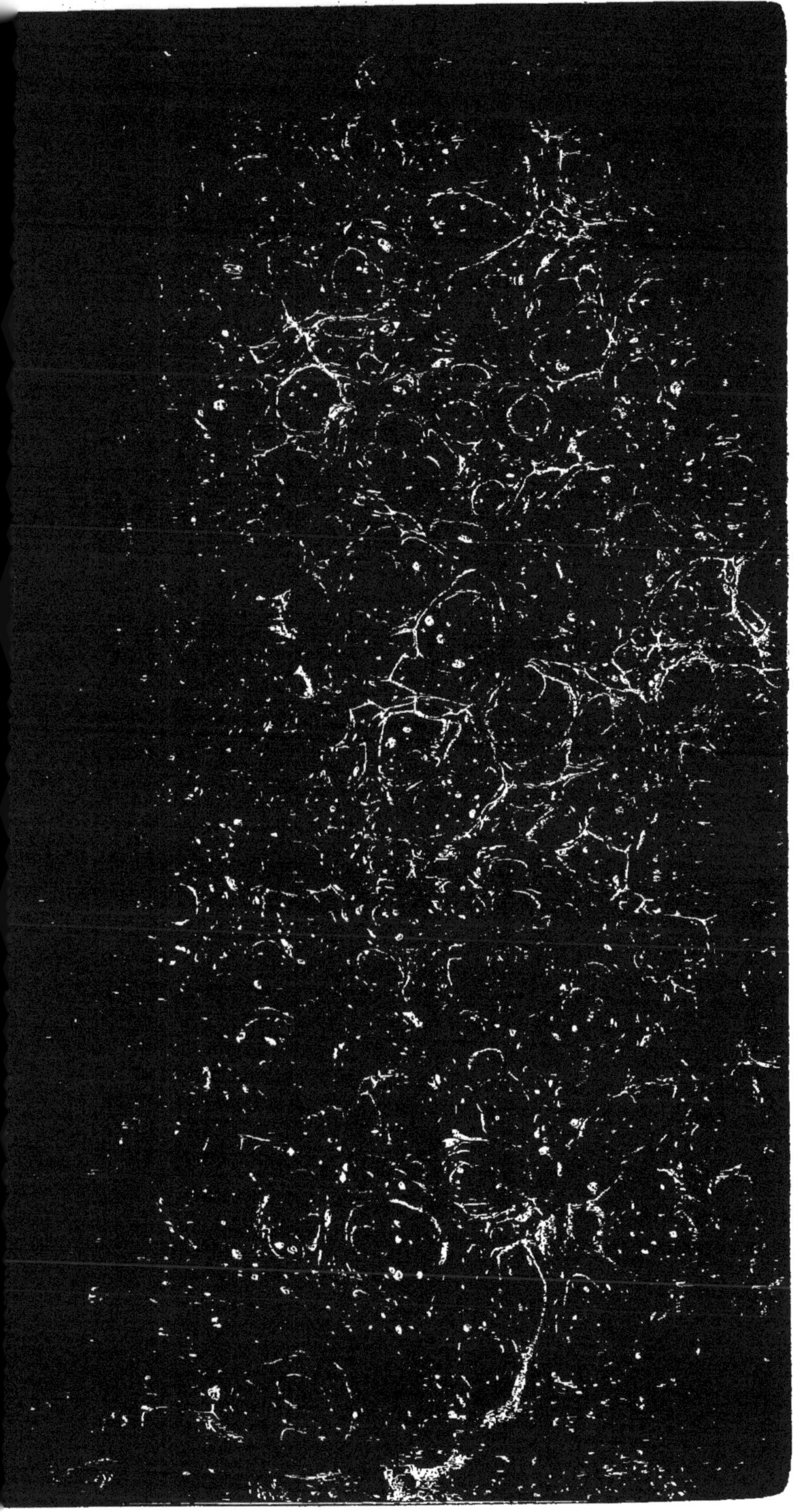

DES

RREURS-POPULAIRES

RELATIVES

A LA MÉDECINE.

Ouvrages du MÊME AUTEUR que l'on trou[ve] chez les mêmes Libraires.

NOUVEAUX ELÉMENS DE PHYSIOLOGIE, cinquième édition
2 vol. *in*-8. brochés. 11 f[r.]

NOSOGRAPHIE CHIRURGICALE, troisième édition.
4 vol. *in*-8. brochés. 24 f[r.]

DES

ERREURS POPULAIRES

RELATIVES

A LA MÉDECINE,

PAR A. RICHERAND,

Professeur de la Faculté de Médecine de Paris, Chirurgien en chef-adjt. de l'hôpital Saint-Louis, Chirurgien major de la Garde de Paris, Chirurgien consultant du Lycée Napoléon, des Académies de Saint-Pétersbourg, Vienne, Madrid, etc.

SECONDE ÉDITION, REVUE, CORRIGÉE ET AUGMENTÉE.

Utinam, tam vera invenire possim quam falsa convincere.............................

CICERO, *De Naturâ Deorum.*

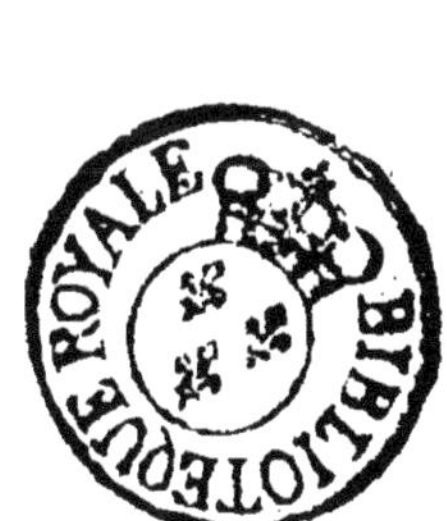

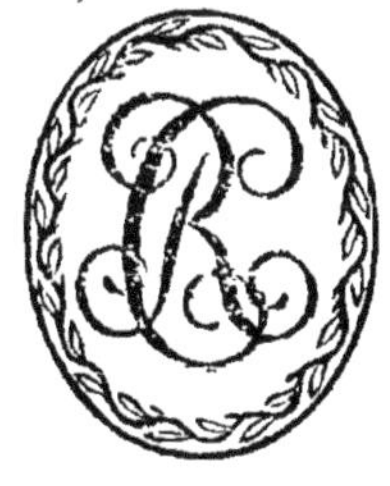

A PARIS,

Chez CAILLE et RAVIER, Libraires, rue Pavée-Saint-André-des-Arcs, n° 17.

DE L'IMPRIMERIE DE CRAPELET.

1812.

AVERTISSEMENT.

Ouvrir ce livre pour y trouver une recette contre le mal dont on se croit atteint, ce seroit commettre une méprise ; trop d'écrivains ont voulu persuader au peuple que la médecine est un art domestique dont chacun peut accommoder les préceptes à son usage particulier. Le but de cet ouvrage est diamétralement opposé. On se propose de prouver aux gens du monde, qu'il n'est pas de science moins accessible pour eux, et dont l'application soit à la fois plus difficile et plus dangereuse.

Les ridicules des médecins ne sont pas traités avec plus de ménagement que les préjugés du vulgaire. En essayant de les peindre, l'auteur a eu constamment sous les yeux ce sage précepte d'Horace : *Parcere personis, dicere de vitiis*, épargner les individus en blâmant leurs défauts. Au reste, s'il cherche à détromper une foule de gens trop crédules, il s'attend à trouver beaucoup d'incrédules.

> L'homme est de glace aux vérités,
> Il est de feu pour le mensonge.

En traitant une semblable matière, l'auteur ne s'est point dissimulé le désavantage attaché à toutes les doctrines négatives : presque tous les hommes comptent leurs erreurs parmi leurs richesses, et ne les abandonnent qu'à regret. Voulez-vous obtenir un succès certain, annoncez quelque résultat positif (1), comme l'art de procréer les sexes à volonté, un secret pour fondre la pierre dans la vessie, une recette

(1) Quelques médecins paroissent avoir adopté un système contraire. L'un d'eux, s'il en faut croire la feuille du jour, annonce qu'il n'y a ni fièvre puerpérale, ni péritonite, chez les femmes en couche. Un autre nous assuroit naguère que la rage n'existoit pas. Certain anonyme a récemment

infaillible contre la fièvre, ou telle autre chimère.

Il paroîtra surprenant sans doute que les Traités de Laurent Joubert, de Primerose, de Thomas Brown, etc., ne ressemblent à celui-ci que par leur titre; cependant rien n'est plus facile de s'en convaincre. A la vérité ces auteurs écrivoient à une époque où la philosophie étoit encore à naître; où les rêves de l'astrologie judiciaire et de l'alchimie occupoient tous les esprits; où l'on croyoit généralement aux sorciers, ainsi qu'aux loups-garoux; où il eût été dangereux de révoquer en doute l'existence des possédés, et la puissance des exorcismes : alors on contestoit sérieusement pour savoir

---

mis au jour une brochure sur la non existence de la maladie vénérienne; ainsi soit-il. Toutefois, ami lecteur, Dieu vous garde du chien enragé, de la femme gâtée, et du médecin qui croit que le péritoine ne s'enflamme jamais à la suite de l'accouchement.

dans laquelle des deux familles royales, de France ou d'Angleterre, se perpétuoit le don miraculeux de guérir les écrouelles par le simple attouchement.

La première édition de cet ouvrage, entrepris dans la vue de soulager les ennuis d'une longue convalescence, n'en étoit que l'ébauche trop imparfaite. Outre plusieurs Chapitres entièrement nouveaux, celle-ci se distingue par un plan plus méthodique, et renferme de plus un grand nombre d'additions et de développemens nécessaires.

Toutefois on ne manquera pas de dire que l'auteur est bien loin encore d'avoir épuisé son sujet : peut-être n'en a-t-il pas eu le dessein, et pense-t-il avec Montaigne, que *mieux vault laisser desir de soy que satiété.*

DES

ERREURS POPULAIRES

RELATIVES

A LA MÉDECINE.

INTRODUCTION.

On traitera dans cet ouvrage, non-seulement des erreurs familières au peuple, mais encore de celles que commet chaque jour le *vulgaire des médecins*. Par le mot peuple, il faut entendre, et la populace exclusivement vouée par la nécessité au soin de pourvoir à sa subsistance, et avec elle les esprits les plus brillans et les plus cultivés. Ce sont principalement ces derniers qui, abusant des ressources d'une imagination trop active, créent sur ce qu'ils ignorent les hypothèses les moins vraisemblables, et contribuent à propager les plus funestes erreurs. L'homme grossier et qui souffre, calme et docile, permet à la nature de le guérir, et au médecin de la seconder: ceux qui jouissent, au contraire, de tous les avantages d'une éducation soignée, viennent-ils à invoquer nos secours, *nous leur demandons ce qu'ils sentent, ils nous répondent ce qu'ils pensent;* celui-là prétend avoir le *sang brûlé* ou même *calciné*, celui-ci soutient que ses nerfs sont *crispés*, et mille autres absurdités du même genre. Ils ont puisé ces erreurs dans le commerce du monde (1), elles y circulent

(1) *Voyez* les *Lettres de madame de Sévigné*, tome VI, pag. 99; comme elle disserte avec complaisance sur les avantages et la préparation des bouillons de vipères, spécifiques, selon elle, contre plusieurs maux. Je préfère néanmoins citer le passage suivant, tom. IV, pag. 429, parce qu'il renferme une vérité morale ornée de toutes les graces du style épistolaire. « Elle (madame de La Fayette) prend » des bouillons de vipères qui lui redonnent une ame » et des forces à vue d'œil. Elle écrit que cela vous » seroit admirable. On coupe la tête et la queue à » cette vipère, on l'ouvre, on l'écorche, et toujours » elle remue; une heure, deux heures, on la voit tou- » jours remuer. Nous comparâmes cette quantité d'es-

librement, et adoptées sans examen, elles règnent sans contradiction.

L'erreur, reçue et transmise, jette chaque jour des racines plus profondes, se perpétue d'âge en âge, acquiert sans cesse une valeur nouvelle, et le colosse devient or, sans que ses pieds cessent d'être d'argile. Veut-on un exemple de ce que le temps ajoute à l'erreur de force et d'autorité ?

Il est une erreur presqu'aussi ancienne que le monde ; elle remonte à nos traditions historiques les plus reculées, et bien reconnue par les médecins éclairés, on la trouve encore répandue presqu'universellement parmi les ignorans et chez le peuple.

» prits si difficiles à apaiser, à de vieilles passions, » et surtout à celles de ce quartier, que ne leur » fait-on point? On dit des injures, des rudesses, des » cruautés, des mépris, des querelles, des plaintes, » des rages, et toujours elles remuent ; on n'en sau- » roit voir la fin. On croit que quand on leur arrache » le cœur, c'en est fait, qu'on n'en entendra plus » parler ; point du tout : elles sont encore en vie, » elles remuent encore ».

Bannie de la médecine humaine, elle s'est réfugiée de nos jours dans l'art vétérinaire. Je veux parler du fabuleux dictame, des spiritueux, des baumes et de l'abus des onguens de toute espèce et des emplâtres appliqués au traitement des blessures récentes.

Comme il s'agit de combattre l'erreur par l'évidence, on ne dira rien des points encore contestés; aucune opinion douteuse ne se trouvera mêlée à ce que nous exposerons d'après l'assentiment unanime des personnes instruites. On ne parlera point non plus des remèdes secrets et de toutes les inventions du charlatanisme, quelque grande qu'ait été (1), ou que soit encore la vogue dont elles jouissent; elles tombent bientôt d'une existence éphé-

---

(1) C'est surtout en ce genre que l'extravagance et la crédulité humaines ont comblé la mesure. Témoin ce Babylonien, nommé *Arnoult*, dont parle Voltaire dans une note de Zadig, et qui, de son temps, guérissoit toutes les apoplexies, dans les gazettes, avec un sachet pendu au cou.

mère dans le plus profond oubli. Il ne s'agit ici que de ces pratiques erronées, auxquelles le temps, bien loin de les détruire, ou même de les affoiblir, prête chaque jour sa sanction et son appui : on n'a pas non plus la prétention d'avoir rassemblé toutes les erreurs relatives à la médecine, on s'est contenté de signaler les plus répandues, et par conséquent les plus dangereuses.

Les divers ouvrages écrits sur le même sujet, ne m'ont été d'aucun secours. L'histoire des différentes espèces de possédés ; la question de savoir si le tempérament de l'homme est plus chaud que celui de la femme; si la fièvre est une affection chaude ou froide, sèche ou humide ; la puissance miraculeuse dont jouissoient les rois de France de guérir les écrouelleux en les touchant, et telles autres chimères oubliées aujourd'hui, remplissent la plus grande partie des ouvrages de Laurent Joubert, Primerose, Brown, etc; et qui voudra prendre la peine de les comparer à celui-ci, verra qu'il est impossible de se ressembler moins (1).

Qu'il me soit permis, en terminant cette Introduction, d'exprimer un voeu: Je voudrois que les hommes les plus éclairés en morale, en politique, et sur toutes les autres parties des sciences et des arts, se réunissent pour publier un recueil des erreurs les plus accréditées sur chacun des objets dont ils s'occupent. Une pareille confédération auroit, sans contredit, les résultats les plus avantageux. Il est vrai qu'en dernière analyse, leurs productions deviendroient inutiles par leur efficacité même; mais, semblables aux guerriers morts pour la patrie, leur existence

(1) Je vais transcrire ici quelques titres des chapitres de l'ouvrage de Primerose. *Des médecins qui attribuent trop aux astres. Si le mari est malade à cause de la grossesse de sa femme. Des femmes rateleuses. Que les comètes ne sont point un signe de peste. De l'erreur de ceux qui préfèrent les couvertures rouges aux autres, afin de mieux faire sortir la petite-vérole. De la corne de licorne. Du peu de vertu qu'a le sang de bouc pour rompre la pierre.*

passagère n'auroit été ni sans gloire, ni sans utilité.

Quand on travaille sur les connoissances humaines, a dit avec raison un sage du dernier siècle (1), on trouve plus d'erreurs à détruire que de vérités à établir. Entreprendre d'extirper les erreurs dont certaines sciences se trouvent infectées, ce seroit en essayer la complète réfutation. Des plaisans diront peut-être que la médecine est de ce nombre. On traitera des erreurs relatives à la médecine et à la chirurgie; sous le rapport des principes généraux et de l'enseignement, ces deux parties de la même science sont absolument inséparables.

Je déclare ici que l'on ne peut combattre et réfuter cette série de recherches et de travaux, que par une suite de travaux et de recherches. Les attaquer avec les préjugés dont on est imbu dès l'enfance, et tenter de les défendre contre cette espèce

---

(1) Condillac, *Art de Penser*, part. 1re, chap. II.

d'agression, ce seroit vouloir tomber dans une éternelle logomachie, entrer en des disputes frivoles, sans fin et sans fruit, tourner dans un cercle vicieux dont il n'est plus facile de sortir, du moment où l'on y est entré. Je ne dispute point, disoit Mallebranche, en parlant des journalistes de Trévoux, contre des hommes qui publient un livre toutes les semaines ou tous les mois. Qu'auroit-il dit de ceux qui impriment tous les jours?

Après avoir exprimé son mépris pour le vulgaire dès le début de la première ode du troisième livre, Horace demande à ses lecteurs, par les mots suivans, *favete linguis*, de l'attention et de la bienveillance. Je suivrai son exemple en ce point.

CHAPITRE PREMIER.

Idées fausses concernant le fœtus de l'espèce humaine. Des hermaphrodites. Des monstres. Des taches de naissance ou envies. Des métamorphoses ou changemens de sexe. De la manière dont le fœtus se nourrit dans le sein de sa mère. Erreurs relatives aux mouvemens qu'il exécute.

Nos connoissances sont encore si peu avancées, touchant le mécanisme de cette fonction mystérieuse au moyen de laquelle l'espèce humaine se perpétue; les premiers temps de notre existence sont environnés de si épaisses ténèbres; il reste sur la vie du fœtus tant d'observations à faire, d'incertitudes à détruire, de doutes à éclaircir, qu'on doit peu s'étonner des erreurs répandues sur ces divers points de physiologie. Naguère encore elles étoient enseignées comme des vérités ; et c'est bien à ce sujet qu'on peut dire des erreurs du peuple, qu'elles lui viennent des savans. C'est comme une monnoie qui circule longtemps après qu'elle n'a plus cours chez ceux qui l'ont émise : les hermaphrodites vont nous en fournir la preuve. Chez les anciens, cette croyance se mêloit aux opinions religieuses, et les modernes, égarés par de vieilles autorités, de fausses analogies et des faits mal observés, en ont longtemps admis l'existence.

Il n'exista jamais chez l'homme de véritable hermaphrodite. Jamais aucun individu de notre espèce, ni même aucun animal à sang rouge, n'a offert la réunion des organes mâles et femelles assez bien conformés pour le rendre capable de se féconder lui-même. Aucun exemple n'existe de ces générations solitaires. Les médecins qui ont cru voir la réunion des deux sexes sur le même individu, ont été trompés par de fausses apparences. Un examen attentif, une dissection exacte n'ont fait découvrir dans ces êtres équivoques, chez qui les attributs des deux sexes sembloient réunis, qu'un assemblage confus d'organes mal conformés, la séparation accidentelle de parties qui ordinairement sont réunies, l'union d'autres organes qui doivent exister séparés, tantôt un développement extrême, d'autres fois un défaut d'accroissement, bizarre assemblage condamné par la nature à une éternelle stérilité. Les animaux à sang blanc et les plantes offrent au contraire de nombreux exemples d'un véritable hermaphrodisme, et cette réunion des deux sexes sur le même individu présente un grand nombre de variétés curieuses à observer. Mais, sans entrer dans des détails qui seroient déplacés dans un ouvrage destiné à toutes sortes de lecteurs, les hermaphrodites que l'on a cru observer chez l'homme, n'en offrirent jamais que l'apparence spécieuse. C'est une espèce de conformation monstrueuse à joindre à toutes celles que l'on connoît, et sur lesquelles règne encore un si grand nombre de préjugés.

Les gens du monde les plus distingués par les lumières de leur esprit, ne doutent aucunement qu'il ne vienne au monde des enfans conformés comme des animaux. Combien de fois n'a-t-on pas tâché de vaincre mon incrédulité, en m'assurant, *sur le témoignage irrécusable de personnes dignes de foi*, qu'une jeune fille étoit née le corps surmonté d'une tête de porc, faisant entendre d'affreux grognemens; la famille consternée l'avoit, disoit-on, fait étouffer en secret : d'autres fois, c'étoit un enfant parfaitement beau, avec les pates d'un chien, etc. Ouvrez les recueils scientifiques publiés dans le seizième siècle, les *Ephémérides des curieux de la nature*, par exemple, vous y lirez avec surprise qu'une femme a pu accoucher d'un serpent, d'un lézard, d'un brochet. Il fut un temps, dit l'ingénieux Fontenelle, où toute la philosophie consistoit à ne voir dans la nature que des prodiges.

Je fus consulté, il y a quelques années, sur un enfant né avec une conformation extraordinaire. Les parens cherchoient à me prémunir contre l'espèce d'horreur que ne manqueroit pas de me causer la vue de ce monstre. Il avoit, disoient-ils, le bec d'un aigle et les griffes d'un léopard. C'étoit le sujet de la conversation de plusieurs sociétés. La famille se croyoit menacée de quelque malheur par le courroux céleste. Enfin, on me conduit avec mystère dans un réduit écarté, où une femme du peuple allaitait le petit monstre, cause innocente d'un si grand effroi. On le débarrasse de ses langes, et je ne vois qu'un hydrocéphale, dont les pieds et les mains recourbés en dedans offroient les orteils et les doigts joints ensemble. La face faisoit en avant une saillie anguleuse par suite de la compression que la tête, trop volumineuse, avoit éprouvée dans le travail de l'accouchement. J'assurai les parens que si cet enfant ne ressembloit point aux autres, ils devoient l'attribuer à des maladies qu'il avoit essuyées avant sa naissance, et dont les progrès seroient bientôt mortels.

Les monstruosités ne vont jamais jusqu'à dénaturer complétement les caractères distinctifs des espèces animales, au point qu'elles revêtent absolument les formes d'une autre espèce. La nature, en les distinguant les unes des autres, a posé entr'elles des limites invariables, et ne s'écarte jamais entièrement de ses lois primitives dans l'homme et dans les animaux qui ont avec lui de l'analogie. Les plantes offrent quelquefois, il est vrai, l'assemblage monstrueux de plusieurs espèces amalgamées; mais les variétés dans la figuration des animaux sont renfermées dans des bornes plus étroites. Les monstres, chez l'homme, doivent cette apparence, tantôt à quelque maladie contractée dans le sein de la mère; de ce genre sont les acéphales, les hydrocéphales, les fœtus qui n'ont qu'un œil ou portent une hernie, etc; d'autres fois, ce sont des jumeaux qui, réunis et comprimés dans un trop petit espace (1), ont contracté des adhérences par leur surface extérieure, conservant néanmoins leurs parties distinctes. De-là proviennent les enfans à deux têtes, à huit membres. Il est enfin des cas où les jumeaux se sont tellement identifiés, que plusieurs organes communs servent à la vie de tous deux : ils existent alors dans une dépendance mutuelle, et la mort de l'un entraîne nécessairement celle de l'autre. Telles étoient ces deux filles dont M. de Buffon nous a conservé l'histoire. Il est bien difficile de ne point admettre dans ces cas un vice dans l'organisation des germes, disposition primitive, dont les causes sont aussi peu explicables que tout ce qui a trait à l'acte intime de la génération. Deux

(1) L'art peut imiter à son gré la nature dans la production de cette espèce de monstruosités. Faites éclore un paquet d'œufs de tanche dans un bocal étroit, les petits poissons, entassés par défaut d'espace, se collent bientôt ensemble, et donnent naissance aux conformations les plus extraordinaires.

germes d'abord isolés peuvent non-seulement s'unir par leur surface, et même s'identifier, mais l'un d'eux peut encore pénétrer l'autre: alors celui-ci l'enveloppe et le conserve dans son sein. Tel étoit le cas vraiment extraordinaire du jeune Bissieu, offert à l'examen de la faculté de médecine de Paris. Cet enfant, mort à quatorze ans, après avoir porté toute sa vie une tumeur volumineuse dans le bas-ventre, offrit un fœtus humain renfermé dans cette cavité, hors des voies de la digestion (1).

Il convient de réfuter ici l'erreur commune sur les taches de la peau, ou *envies*, que les enfans apportent en venant au monde, et que le vulgaire attribue à l'imagination de la mère. A la tête des savans qui ont admis et soutenu cette hypothèse, nous trouvons le célèbre Mallebranche. Ce philosophe, qu'une mauvaise méthode

(1) Ce fait curieux se trouve rapporté avec plus de détails dans le second volume des *Nouveaux Elémens de Physiologie*, cinquième édition.

de raisonner et les écarts d'une imagination trop vive conduisirent à beaucoup d'erreurs (1), étoit si convaincu de l'influence qu'exerce l'imagination des mères sur la production de ce phénomène, qu'il donnoit aux femmes le burlesque conseil de se gratter le derrière lorsqu'elles desiroient quelque chose pendant leur grossesse, afin, disoit-il, que l'enfant en portât la marque sur des parties que l'on cache d'ordinaire.

Maupertuis, dans la *Vénus physique*, emploie toutes les ressources de son esprit pour expliquer un fait dont il eût fallu d'abord constater la réalité. C'est là que se trouve l'observation d'une femme qui, pour avoir assisté au supplice d'un criminel expirant sur la roue, mit au jour un enfant dont les quatre membres étoient brisés précisément aux endroits correspondans à ceux où le fer de l'exécuteur avoit frappé le coupable. Rien ne rappelle

(1) *Recherche de la Vérité.*

mieux la fameuse dent d'or, sur laquelle les savans d'Allemagne s'épuisèrent en doctes commentaires, que malheureusement la fausseté bien avérée du fait rendit bientôt inutiles. Si Maupertuis eût appliqué à celui qu'il raconte les règles d'une saine critique, il se fût aperçu qu'il n'étoit revêtu d'aucun caractère d'authenticité; que cette parfaite correspondance entre les fractures qu'offroit l'enfant et celles du criminel, étoit visiblement l'ouvrage d'une imagination prévenue; et qu'enfin il n'est point rare que les enfans apportent en naissant des luxations et des fractures qui proviennent, soit des convulsions assez violentes que le fœtus peut éprouver dans le sein de la mère, soit des manœuvres imprudentes de la sage-femme au moment de l'accouchement, mais tout le merveilleux se fût alors évanoui. On ne peut pas absolument nier qu'au moment où une femme enceinte se trouve agitée par quelque passion violente, frappée par un spectacle inattendu, qu'elle se livre à un mouvement de colère, ou bien éprouve une vive frayeur, l'agitation de ses humeurs ne se communique à celles du fœtus, et ne puisse déterminer dans les organes de celui-ci des altérations remarquables. Des enfans ont été sujets pendant leur vie à des convulsions qui provenoient évidemment de quelque émotion violente qu'avoit éprouvée leur mère durant la grossesse; la circulation néanmoins ne se continue pas immédiatement de la mère au fœtus, et leurs vaisseaux ne communiquent point sans intermédiaire. Le petit fœtus a sa circulation propre et indépendante : ses vaisseaux sont distincts, et les battemens du pouls sont plus fréquens chez lui que chez la mère. On diroit qu'en l'isolant ainsi sous le rapport du mouvement de ses humeurs, la nature a voulu préserver ses organes délicats des chocs violens qui auroient pu en altérer la structure.

Si maintenant nous examinons les diverses sortes de taches ou envies dont la peau des enfans peut offrir l'empreinte, nous trouvons que ces taches, d'une forme différente, et d'une couleur qui varie depuis le rose pâle jusqu'au brun foncé, ressemblent le plus ordinairement à un pois ou à une lentille. On en a vu qui avoient quelque chose de l'aspect d'un grain de groseille, d'une cerise, d'une fraise, d'une prune, d'une grappe de raisin, d'une huître. Souvent la peau est velue dans ces endroits, et les poils dont elle est couverte sont également variables pour la quantité comme pour la couleur. On raconte, pour rendre la chose plus merveilleuse, que des fraises au visage ont offert tous les phénomènes de la végétation, ont fleuri au printemps, se sont colorées au moment de la maturité des fraises, puis flétries. On fit voir au célèbre Haller une dame qui, disoit-on, portoit la figure d'un oiseau manifestement empreinte sur le visage. « Je n'aperçus rien qu'une tache livide et difforme, dit avec candeur ce grand physiologiste ». Il en fut de même d'une fille, laquelle, s'il falloit en croire la publique rumeur, portoit une rose sur son sein, et la voyoit fleurir à chaque printemps.

Ces taches, dans lesquelles on s'efforce de trouver de la ressemblance avec quelque objet connu, sont le résultat d'une altération dans le tissu de la peau du fœtus; il n'est pas impossible qu'elles présentent quelque analogie de forme et de couleur avec d'autres corps de la nature : en regardant avec soin les taches d'un marbre veiné, ne finit-on pas par y découvrir toutes sortes de figures singulières? Des femmes dont la grossesse a été tourmentée par les appétits les plus déréglés et les goûts les plus bizarres, mettent au jour des enfans dont la peau est sans tache, tandis qu'au contraire d'autres enfans naissent avec des *envies* où l'on pourroit voir la figure de quelque animal ou de quelque fruit que la mère n'a jamais desiré, et dont elle n'a même jamais eu connoissance.

Achevons ce paragraphe par une anecdote récente. Une demoiselle portoit sur l'avant-bras la figure du scrotum ; c'étoit un sac de peau pendante, ridée et couverte de poils comme les bourses d'un homme. Assurément la grossesse de sa mère avoit été tourmentée par quelque vision impure. Le cas me fut raconté avec mystère, et les parens me prièrent d'en faire l'extirpation. C'étoit le sac d'une loupe enkystée, fort ancienne. La tumeur s'étoit enflammée et vidée par suppuration ; restoit la peau pendante, rugueuse et plus velue qu'elle n'a coutume de l'être chez les personnes du sexe. Il me fut bien facile d'enlever le prétendu scrotum.

Un auteur allemand a fait sur la question qui nous occupe un ouvrage volumineux. Il y combat l'opinion qui attribue les envies de naissance à l'imagination de la mère, par une multitude de raisons décisives ; et maniant tour à tour le sérieux et la plaisanterie, il va jusqu'à dire que si l'erreur étoit fondée, les enfans seroient presque tous souillés par l'image d'une partie que je ne peux nommer, et qu'il prétend être l'objet de la convoitise du plus grand nombre des femmes enceintes, surtout vers le troisième ou quatrième mois de la grossesse. L'auteur allemand écrit en latin, et nomme chaque chose par son nom; *mais le lecteur français veut être respecté.*

L'erreur relative aux métamorphoses ou changemens de sexe, provient évidemment des anciennes idées sur la nature de la femme. C'étoit chez les anciens une opinion généralement admise, que les organes reproducteurs, semblables dans les deux sexes, différoient seulement par leur situation; en sorte que la femme possédoit à l'intérieur les organes qui chez l'homme existent au-dehors. Aristote l'affirme positivement. Rien de plus vraisemblable alors qu'une violence quelconque, en déterminant la sortie des parties sexuelles, produisît la métamorphose de la femme en homme. Je lis dans une gazette, que trois filles juives se promenant autour de C***, essayèrent de franchir d'un saut un large fossé, et furent bien surprises du changement qui s'opéra en elles. La métamorphose ne s'effectua point sans douleur. On les rapporte au logis. Les parens, privés d'enfans mâles, s'imaginent que le ciel accorde un miracle à leurs constantes prières. Les matrones du lieu sont appelées, vérifient le phénomène, et s'en retournent glorifiant tout haut le Seigneur, et s'écriant: « Non, jamais rien de semblable ne s'est vu dans Israël ». Les magistrats partagent l'étonnement général. Par malheur pour les amis du merveilleux, le médecin appelé ne voit dans la prétendue métamorphose qu'une chute complète de la matrice pendante hors de la vulve. Cet organe laissé au-dehors eût blanchi, soit par le contact de l'air, soit par le frottement des parties, et l'erreur en seroit devenue plus plausible. Dans un cas analogue, Saviard fit réformer un arrêt du parlement de Toulouse, qui enjoignoit à une fille affligée d'une chute de matrice, de porter à l'avenir des habits d'homme.

« Le premier malheur de la botanique, a dit avec raison J. J. Rousseau (1), est d'avoir été regardée dès sa naissance comme une partie de la médecine. On crut dès-lors que la connoissance des plantes n'intéressoit que les apothicaires ». Il en est de même de la physique de l'homme. La connoissance des phénomènes de la vie n'offre pas moins d'attraits que la botanique, et cependant la physiologie ou la science de l'homme sain, ne parut jamais utile qu'à la guérison de l'homme malade, et son étude fut exclusivement abandonnée aux médecins. Toutefois, il n'est aucune science qui, par son objet et la multitude des faits curieux dont elle se compose, doive plus vivement nous intéresser. « Il est bien temps, disoit éloquem-

(1) Introduction à l'*Etude de la Botanique.*

» ment un moderne (1), que ceux qui desi-
» rent s'instruire, après avoir interrogé
» tout ce qui les entoure, reviennent sur
» eux-mêmes, et donnent quelque atten-
» tion à leur propre structure. Et pourquoi
» la circulation du sang et de la lymphe,
» qui sont la source et l'aliment de la vie,
» ne seroit-elle pas aussi bien l'objet de nos
» réflexions, que la route et la direction
» des fleuves qui coulent sous un autre
» ciel, ou celle des astres qui se meuvent
» si loin de nos têtes » ? A voir le grand nombre de connoissances qui entrent dans l'éducation d'un homme instruit et l'étude de la physiologie entièrement oubliée, ne diroit-on pas qu'il nous importe de tout connoître, excepté nous-mêmes ? La fameuse inscription du temple de Delphes imposoit cependant à l'homme, pour obligation première, celle de se connoître lui-même. Aussi voit-on les plus grands philosophes de l'antiquité joindre à l'étude

(1) Vicq-d'Azyr, *Discours sur l'Anatomie.*

de l'homme moral l'étude de l'homme physique, et ces deux genres de recherches se prêter de mutuels secours jusqu'au moment où la métaphysique devint l'objet d'une science séparée, qui eut l'erreur pour essence et l'obscurité pour attribut.

C'est à cette complète négligence des connoissances physiologiques parmi les gens du monde, qu'il faut attribuer les erreurs grossières qui règnent encore parmi eux sur quelques phénomènes de l'existence du fœtus. Aux yeux de presque tous, il nage comme un poisson au milieu des eaux qui l'entourent, et se nourrit aux dépens de l'élément qu'il habite. Depuis long-temps, l'état de flexion de la tête, porté au point que le menton reste constamment appuyé contre la partie supérieure de la poitrine, en sorte qu'il est impossible que la mâchoire se meuve, et diverses autres circonstances anatomiques ont convaincu les médecins que les organes de la digestion sont entièrement inactifs jusqu'au moment de la naissance. Ils savent aussi qu'il n'est point vrai, comme le croît le vulgaire, que le fœtus, vers la fin de la grossesse, se dispose au prochain accouchement en faisant la culbute, de manière que sa tête vienne se présenter au col de la matrice; car, comme elle est la partie du corps la plus pesante, elle occupe toujours le lieu le plus déclive : mais combien de choses plus curieuses à savoir depuis l'art du blason jusqu'à celui de deviner des logogryphes !

CHAPITRE SECOND.

Erreurs touchant l'éducation physique des enfans. Danger des manipulations qu'exerce la sage-femme sur la tête du nouveau-né. Pratique ridicule de quelques accoucheurs. De l'allaitement maternel. Des bains froids. Du maillot. De la dentition, etc.

A PEINE l'enfant, dégagé des liens qui l'unissoient à sa mère, vient-il au jour, que l'Erreur, cette reine du monde, s'en empare et le range au nombre de ses sujets. La sage-femme s'efforce de façonner sa tête, sans faire attention que le crâne, composé d'os élastiques et mobiles à cet âge, peut bien céder à une pression momentanée, mais revient sur lui-même et reprend sa forme primitive au moment où l'effort vient de cesser. Lorsque, dans un accouchement pénible, la tête traversant un passage trop étroit, s'est allongée et filée en quelque sorte au travers du bassin, de manière à prendre la forme d'un fuseau, on la voit reprendre d'elle-même, au bout de quelques heures, la figure qu'elle doit conserver. Pour la changer, il ne faudroit rien moins qu'une pression constante et long-temps continuée. C'est en la maintenant serrée entre deux planches durant au moins six mois, que les sauvages de l'Orénoque parviennent à aplatir la tête de leurs nouveau-nés. C'est ainsi sans doute que les *Macrocéphales*, dont parle Hippocrate, étoient parvenus à allonger la tête de leurs enfans, au point que cette conformation, devenue héréditaire, faisoit le caractère distinctif de la peuplade. Les manipulations que se permet la sage-femme joignent le danger à l'inutilité ; en pressant ainsi l'extérieur de la boîte osseuse encore tendre et flexible, elle peut meurtrir le cerveau, pétrir en quelque sorte cet organe délicat, et lui imprimer des altérations profondes. Qui assureroit que certains vices de l'entendement ne dépendent point, chez quelques individus, de cette manœuvre imprudente ?

Un accoucheur à la mode vient d'employer sous mes yeux une pratique à laquelle j'aurois cru difficilement, si je n'en eusse été le témoin. Il exprimoit soigneusement le sang du cordon ombilical, puis en barbouilloit le visage et la poitrine du nouveau-né, dans la vue, disoit-il aux parens, de lui rendre la peau blanche. C'étoit un de ses secrets, et, s'il falloit l'en croire, il en possédoit bien d'autres inconnus au commun des accoucheurs et des sages-femmes. Je crus même qu'il marmottoit entre ses dents quelques paroles magiques tout en exécutant sa burlesque opération. Il l'acheva d'un air satisfait, assurant la famille d'un succès infaillible. *Si cela ne fait pas de bien, au moins cela ne fait-il point de mal*, me dit le père en me voyant sourire. Mais à combien de pratiques aussi dangereuses que celle-ci étoit ridicule, peuvent se livrer des gens qui portent à cet excès l'ignorance et la crédulité; car d'imaginer qu'il ne fût pas lui-même dupe de sa croyance, cela est impossible!

Dans cet examen des erreurs relatives à l'éducation physique des enfans, nous aurons occasion de rectifier les idées que J. J. Rousseau a exposées dans son *Emile;* à Dieu ne plaise que je m'érige en censeur déclaré d'un talent aussi sublime! tant d'autres orateurs réussissent à convaincre sans persuader! Celui-ci, sans nous convaincre tout-à-fait, nous entraîne et nous persuade. Ici, comme en politique et en morale, ses idées sont ordinairement justes, et ne deviennent fausses que pour être outrées. Peut-être, en mettant de l'exagération dans la vérité même, a-t-il voulu frapper avec plus de force que de justesse, et porter les hommes au-delà du vrai, certain de leur coupable indifférence pour le goûter et pour le suivre.

La négligence et l'oubli des sentimens naturels sont un des symptômes les plus assurés de la décadence des sociétés. Lorsqu'après quatorze siècles environ de durée, notre ancienne monarchie penchoit vers une ruine apparemment inévitable, les préjugés et la mode régnoient avec un tel empire, que les femmes, mettant en oubli leurs devoirs les plus sacrés, et faisant taire les sentimens les plus doux, se refusoient au bonheur d'allaiter leurs enfans. Peu s'en falloit qu'elles ne voulussent plus devenir mères. Le même relâchement, la même corruption dans les mœurs s'étoient fait remarquer à Rome vers le deuxième siècle; les petites maîtresses de ce temps-là, semblables aux contemporaines de J. J. Rousseau, ne remplissoient point en entier les saints devoirs de la maternité, comme nous l'apprend Aulugelle, qui, dans la seconde de ses *Nuits attiques*, introduit le philosophe Favorinus auprès d'une jeune dame romaine nouvellement accouchée, et met dans sa bouche une exhortation aussi touchante que les pages les plus éloquentes de l'*Emile*.

Doué d'une imagination moins riche et moins brillante, d'une ame moins ardente et moins passionnée, d'une éloquence moins persuasive que le philosophe de Genève, Aulugelle se contient mieux aussi dans les bornes du vrai; il ne va pas, comme lui, jusqu'à faire de l'allaitement un devoir auquel il n'est permis à aucune mère de se soustraire, ni jusqu'à dire que *l'enfant ne peut avoir de nouveau mal à craindre du sang dont il est formé.* Jamais paradoxe ne fut plus facile à réfuter.

Ce n'en seroit point un, si nous n'éprouvions point une transmutation continuelle dans nos molécules constitutives; si au bout d'une certaine période de temps, nos organes n'éprouvoient point un renouvellement total; si l'assimilation de la matière nourricière à nos organes qui se l'approprient et la transforment en leur propre substance par une véritable transsubstantiation, ne changeoit pas sans cesse notre être matériel; mais, semblable au navire fabuleux des Argonautes, si souvent réparé pendant le cours d'une navigation longue et périlleuse, qu'il ne conservoit à son retour aucune pièce de sa construction première, la machine animale se détruit sans cesse, et considérée à deux époques différentes de sa durée, elle ne contient pas une seule des mêmes molécules. Il importe donc de substituer à une mère malsaine, entachée du vice scrophuleux ou dartreux, par exemple, une nourrice pleine de santé et de vigueur. Son lait produira peu à peu sur le nouveau-né ce qu'un bon régime opère sur un malade. Les parties vicieuses seront successivement modifiées et remplacées par des molécules plus convenables, et par l'accomplissement lent et gradué du mouvement nutritif, par la substitution prolongée d'élémens meilleurs, l'enfant éprouvera, à la longue, une régénération presque entière. Ajouterai-je à ces cas, dans lesquels l'allaitement maternel seroit évidemment préjudiciable, celui où cette fonction fait courir les plus grands dangers à une mère délicate, déjà atteinte d'une phthisie mortelle, ou dont l'accroissement n'est point encore terminé? Combien d'obstacles peuvent encore provenir du vice même du sein, de l'excessive grosseur du mamelon, etc.?

Doit-on baigner les nouveau-nés dans l'eau froide? J. J. Rousseau en donne le précepte non moins dangereux. Le froid, quoique indirectement fortifiant par la réaction vitale qu'il occasionne, est essentiellement débilitant, comme l'ont très-bien vu Brown et ses sectateurs; il faut, pour résister à son action, pour qu'elle tourne au profit de l'économie, un certain degré d'énergie et de force dont l'enfant manque dans les premiers mois de sa vie. Invoquera-t-on en faveur des bains froids, la coutume ancienne? Il est vrai qu'à Sparte on plongeoit le nouveau-né dans les eaux glacées de l'Eurotas ; sans doute le Lacédémonien qui résistoit à cette épreuve devoit être robuste et endurci, mais combien d'enfans foibles et délicats ne pouvoient y survivre ? Dans les républiques anciennes, un être valétudinaire étoit un fardeau pour l'Etat, incapable de le défendre dans des guerres continuelles où la force du corps décidoit presque seule de la victoire ; mais dans nos sociétés modernes, outre qu'il seroit barbare de condamner à la mort tout être foible en naissant, l'expérience prouve que l'enfant le plus débile à l'instant de sa naissance, étonne dans la suite par sa force et par sa vigueur. Rien n'a été plus funeste que l'emploi inconsidéré de ce moyen, et la pratique ordinaire de laver le nouveau-né avec de l'eau tiède et un peu de vin me semble bien préférable. « Laissons aux Sarmates, dit Galien, aux » Germains, nations septentrionales, aux » ours et aux lions, non moins barbares » qu'elles, l'usage de plonger leurs enfans

» nouveau-nés au sein des eaux glacées, » ce n'est point pour elles que j'écris ».

C'est au bout de quelques années, lorsque tous les organes accrus et affermis sont animés du feu de la jeunesse, que les bains froids deviendront profitables. Ils excitent alors un mouvement de réaction qui tourne à l'avantage des organes d'abord opprimés par l'influence du froid, comme les tempêtes de l'adversité donnent au moral de l'homme, lorsqu'elles ne vont point jusqu'à l'abattre, plus de profondeur et plus de force.

En brisant les entraves du maillot, Rousseau a rendu un service des plus signalés à l'espèce humaine; mais une erreur analogue subsiste encore. On emploie de nos jours, pour redresser les os courbés des enfans nés rachitiques et débiles, divers appareils et des machines dont l'usage n'est pas moins pernicieux. L'inaction à laquelle sont condamnés ces petits individus qui se trouvent comme écrasés sous leur poids, est mille fois plus nuisible que le soutien qu'on prête à leurs membres ne leur est utile. Les muscles inactifs languissent, et tombent bientôt dans un dépérissement absolu et irrémédiable.

Les accidens de la dentition, si funestes aux enfans nouveau-nés, que, suivant le calcul de plusieurs savans, un quart au moins des enfans nés à une époque fixe périt dans le cours de la première année, sont la source de beaucoup d'erreurs. Je me contenterai de blâmer ici la pratique de plusieurs médecins qui, ne voyant point dans les dévoiemens dont l'enfant est tourmenté, l'effet d'une sympathie existante entre ses dents et son tube intestinal, s'obstinent à l'arrêter, et l'accablent de remèdes superflus.

Faut-il prolonger l'allaitement jusqu'à l'éruption complète des dents de lait, ou la sortie des vingt premières ? Ce travail ne s'achève que vers le milieu de la troisième année. L'enfant pour lequel on suivroit cette méthode, téteroit, dit-on, l'esprit. Elle a cependant en sa faveur l'expérience de l'un des plus grands accoucheurs de l'Europe, qui l'a fait mettre en pratique pour ses enfans foibles et délicats. Elle n'est point blâmable, lorsqu'on mêle par degrés des alimens plus solides au lait que la nature substitue au sang dont l'enfant se nourrissoit dans l'état de fœtus, et ne retarde point les progrès de l'intelligence.

La nature, comme on l'a dit, ne fait rien d'une manière brusque, mais opère par degrés insensibles. Le fœtus ne s'alimente que du sang qui lui arrive de la mère; avant qu'il vienne à la lumière, sa puissance vitale est si bornée, qu'il doit recevoir une liqueur tout animalisée, toute préparée à subir l'action des facultés nutritives. Lorsqu'il a vu le jour, ses forces se sont accrues, il peut être chargé d'une plus grande part dans le travail, il lui suffit que l'aliment ait subi la première élaboration que lui fait éprouver l'appareil digestif; mais ce n'est pas seulement pour la préparation de sa nourriture que l'enfant nouveau-né a besoin des secours de la mère, ses poumons délicats et imparfaitement développés n'échauffent point assez le sang qui les traverse, la chaleur seroit au-dessous de ce qu'exigent les besoins de la vie, si la mère ne suppléoit à ce défaut en lui transmettant de sa propre chaleur. Elle le presse doucement contre son sein, le réchauffe de son haleine, et par cette sorte d'*incubation* maternelle, elle lui continue l'influence calorifique à laquelle elle le soumettoit pleinement pendant qu'il faisoit encore partie d'elle-même. En outre, elle sent pour lui, l'éloigne de tous les dangers, devine ses besoins, se prête à son langage, et cette communication morale si touchante qui s'établit entr'eux, supplée aux liens relâchés, mais non pas détruits, de la communication physique. L'enfant ne se détache donc que par degrés de celle dont il tient le jour. Ce n'est qu'en avançant en âge qu'il acquiert les moyens de vivre dans l'indépendance.

Parlerai-je ici de ces colliers dont une mère superstitieuse entoure le col de son enfant, dans le dessein de rendre l'éruption des dents plus facile, et traiterai-je d'autres opinions erronées peu importantes sur son régime? Mais tonner contre de pareilles erreurs, ne seroit-ce point emprunter la massue d'Hercule pour écraser un insecte?

CHAPITRE TROISIÈME.

Des erreurs relatives à la santé et à sa conservation.

La santé est le premier des biens, a dit sans doute un malade, car, de la façon dont on nous voit jouir d'un bien aussi précieux, nous ne semblons pas y attacher un grand prix. Echappé moi-même, il y a quelques semaines (1809), aux périls d'une fièvre maligne, précédée par les accidens spasmodiques les plus dangereux, je jouis de la santé comme d'un bien qui ne me fut jamais ravi ; tant est peu durable le souvenir de la douleur passée, tant il est vrai que pour sentir la valeur de la santé, il faut en éprouver la privation. L'école de Salerne a néanmoins, depuis plusieurs siècles, rassemblé toutes les règles relatives à sa conservation, mais l'erreur semble avoir présidé à la rédaction de cette espèce de code et en avoir dicté plusieurs lois.

La santé, cet état si desirable, n'est pas même encore bien définie : si l'on entend par-là l'exercice libre, régulier et facile des diverses fonctions dont l'ensemble et la succession constituent ce que l'on nomme la vie; rien n'est sans doute plus aisé à concevoir ; mais si, comme les anciens, on veut dire un équilibre parfait dans la machine humaine, de telle sorte que toutes les actions qui s'y exécutent se balancent mutuellement, et qu'aucune ne l'emporte sur les autres, rien n'est plus chimérique.

L'instabilité, des variations continuelles dans les actions qui s'y exercent, forment en quelque sorte le caractère propre et comme spécifique des corps animés et vivans : différens en cela des machines inertes, dont tous les phénomènes sont appréciables et s'exécutent d'une manière constante, uniforme, rigoureuse et calculable, les actes de l'économie animale s'accélèrent, se retardent, s'interrompent, reprennent après une suspension plus ou moins longue, offrent enfin une vicissitude continuelle et des changemens frappans à l'observateur qui en est pour la première fois le témoin. On pourroit dire que sur cette scène de la vie, à l'exécution de laquelle tant d'organes concourent et conspirent, pour nous servir de l'expression du père de la médecine, jamais deux rouages ou organes essentiels n'agissent simultanément; le repos de l'un est nécessaire à l'action de l'autre, comme on le voit manifestement dans une digestion laborieuse, dans toute contention forcée de l'esprit, etc. La santé étant un état perpétuellement variable, il ne faut point s'étonner que tant d'hommes paroissent si peu certains d'en jouir, et vivent dans une appréhension continuelle de la perdre. De-là naît la classe nombreuse des malades imaginaires, toujours effrayés du plus léger changement qui s'opère dans leur économie, observateurs trop scrupuleux des moindres phénomènes, et qui, comme on l'a dit, troublant leur digestion en y songeant, tournent à leur détriment l'activité d'une imagination inquiète.

Donnant une attention trop grande aux moindres changemens qu'ils éprouvent, ils se croyent à chaque instant menacés de quelque dérangement fâcheux, ils imaginent mille précautions pour le prévenir ; c'est d'eux qu'est venue cette multitude innombrable de remèdes, de recettes et de pratiques prétendues préservatives, qui font de la vie entière une longue maladie. Vivre, a dit avec raison Martial, ce n'est point jouir de l'existence, mais de la santé, *non est vivere, sed valere, vita.* Parmi ces précautions superflues, lorsqu'elles ne sont pas nuisibles, les purgatifs et les saignées tiennent le premier rang. Il est des personnes qui, à chaque révolution lunaire, à chaque changement de saison, aux époques des équinoxes ou des solstices, ne manquent point de s'administrer un purgatif, dans la vue de prévenir la maladie ; et cela lorsque les digestions sont les meilleures, lorsque ni la perte de l'appétit, ni l'amertume de la bouche, ni l'état de la langue n'offrent la moindre indication. En provoquant ainsi un trouble momentané dans l'action du tube intestinal, en irritant sa surface intérieure, on obtient l'évacuation d'une grande abondance de matières, on augmente la sécrétion des mucosités qui enduisent sa surface interne, on procure la sortie d'une énorme quantité de *glaires* : l'individu se félicite d'avoir chassé de son corps cette abondance de fluides qu'il croit hétérogènes, et le charlatan effronté qui, sous le nom de poudre contre les glaires, lui a vendu à haut prix des paquets d'une substance purgative, s'applaudit de sa crédulité. Quelques-uns, parmi ces derniers, plus impudens et plus dangereux, administrent, sous le nom de purgatifs de précaution, certaines substances résineuses : celles-ci irritent plus vivement ; du sang coule mêlé aux mucosités; c'est alors que le charlatan triomphe, et prétend que son secret, qui n'en est point un pour tout homme médiocrement instruit, remplit à la fois l'office de purgatif et de saignée, c'est un remède vraiment divin, aucun mal ne lui résiste. Heureux le malade trop confiant, lorsque des purgations de cette espèce trop répétées, ne finissent point par ulcérer l'intérieur du tube digestif, et produire des suppurations et des consomptions mortelles.

Quant aux saignées de précaution, leur danger n'est ni moins évident, ni moins certain. Le paysan sain et robuste est, en certains pays, dans l'usage immémorial de confier son bras, au retour de chaque printemps, au barbier de son village. Cette perte d'une certaine quantité d'un fluide si nécessaire à la vie, n'a point de suites fâcheuses. Un affoiblissement momentané en est le seul résultat chez les hommes jeunes et vigoureux, mais pour les vieillards et pour les êtres débiles, voici quels en sont les inévitables effets. L'homme avancé en âge tombe dans un affoiblissement dont il ne se relève qu'avec beaucoup de peine, ou devient hydropique. L'adulte débile court les mêmes dangers, et tout au moins se charge d'un embonpoint incommode, par suite du relâchement qu'occasionne la saignée dans le système graisseux.

Ce n'est pas que nous voulions proscrire absolument les purgatifs et les saignées de précaution. Lorsque chez certains individus, les digestions se dépravent ou que la constipation refuse de céder à l'usage des alimens relâchans, sans doute il est prudent d'administrer un purgatif, dans la vue de débarrasser les entrailles de cette surcharge incommode, et qui peut devenir le levain d'une affection gastrique; sans doute lorsque l'état du pouls, la coloration du visage et quelques autres signes précurseurs indiquent une apoplexie imminente, il convient de pratiquer une saignée, dans la crainte que le fluide destiné à entretenir la vie ne vienne à l'éteindre, en opprimant un de ses instrumens les plus nécessaires; mais purger et saigner dans un état de santé parfaite et à de certaines époques fixes, c'est sans contredit une chose déraisonnable. De semblables usages sont d'autant plus pernicieux, que l'on en contracte bientôt la fâcheuse habitude, et que rien n'est plus dangereux que de les interrompre. Plusieurs maladies, comme l'observe Stalh, sont dues, en Allemagne, à l'interruption d'une évacuation à laquelle on s'étoit habitué. L'économie animale s'accoutume, en effet, à ces pertes intempestives et au travail nécessaire pour les réparer; le travail continue lorsque l'évacuation a cessé: de-là naît une surabondance d'humeurs nuisibles à la santé: état *contre nature*, comme disent encore les médecins, quoique depuis long-temps Michel Montaigne leur ait appris, dans ses *Essais*, qu'*il y a des choses contre la coustume, mais rien contre la nature, car tout est en elle et selon elle.*

Pour mettre quelque ordre dans la réfutation des erreurs relatives à la santé et à sa conservation, il nous faut suivre la division reçue de l'hygiène, et parcourir successivement les six choses improprement nommées non-naturelles; ce sont, *l'air, les alimens* et *les boissons, les vêtemens, l'exercice* et *le repos, les diverses excrétions; le sommeil* et *la veille*, et *les affections de l'ame.* Sur chacun de ces objets, qui font la matière de l'hygiène ou de l'art de conserver la santé et de prévenir les maladies, nous aurons occasion de combattre des erreurs aussi répandues qu'elles sont grossières.

Cette partie de la physique, que l'on nomme *Eudiométrie*, ce qui veut dire, mesure de la pureté de l'air, est loin encore de réaliser ce que promet son nom et les espérances qu'on en avoit conçues : les instrumens eudiométriques ne peuvent nous instruire que des proportions de la partie respirable contenue dans l'atmosphère, et sa salubrité n'est point du tout proportionnée à la quantité de ce principe : les débris volatilisés de diverses substances, soit végétales, soit animales, les matières qu'exhalent les corps vivans s'y mêlent incessamment et en altèrent la pureté. Ces matières volatilisées au sein de l'atmosphère s'y putréfient, et portées dans les poumons par la respiration, elles y deviennent le germe des maladies les plus funestes, lorsque les fumigations inventées avec tant d'avantage par M. Guyton de Morveau ne sont point employées à les neutraliser et à les détruire. L'analyse comparée de l'air pris sur les Alpes, dans les marais de la Lombardie et dans les rues les plus infectes et les plus étroites de Paris, y démontre une quantité à peu près égale d'air vital, et cependant ceux qui respirent le premier jouissent d'une santé robuste, tandis que les habitans des plaines de la Lombardie et ceux qui peuplent les rues basses et humides voisines de la Seine, sont pâles, hâves, défaits, et traînent habituellement une vie languissante.

Il convient de consigner ici une opinion relative à l'insalubrité des grandes villes: Paris y fait évidemment exception. Rien n'y est moins fréquent que les maladies épidémiques; celles qui méritent ce nom y présentent rarement un caractère de malignité, et on y voit un aussi grand nombre d'octogénaires que partout ailleurs. Il me semble que plusieurs causes y combattent les mauvais effets attachés à toute grande réunion d'hommes dans un petit espace: d'abord sa situation au milieu d'une plaine immense sans cesse parcourue par les vents qui, dans toutes les directions possibles, balayent à chaque instant les vapeurs et les émanations qui s'en élèvent; puis la nature sèche et sablonneuse de son terrein, qui en absorbe facilement une autre partie; ajoutez les excellentes qualités de l'eau de la Seine, éminemment digestive par la liberté qu'elle entretient dans les organes gastriques chez ceux qui en font un usage convenable. L'air, les eaux et les lieux nous présentent donc un heureux assemblage des qualités les plus desirables.

On croit généralement que de grands feux allumés purifient l'air, et sont capables de détruire les germes contagieux que l'on y suppose répandus : c'est une erreur. Les virus desquels dépendent les maladies contagieuses, celui de la peste d'Orient, le plus redoutable de tous, ne se répandent point dans l'air que nous respirons : sans cela l'espèce humaine ne pourroit résister à un fléau aussi terrible. Il est bien prouvé qu'il s'attache aux matières solides, et de préférence aux corps laineux et cotonneux. Les Européens domiciliés aux Echelles du Levant réussissent à s'en garantir, en fermant avec une simple barrière les quartiers qu'ils habitent; ce qui seroit absolument impossible si l'air étoit lui-même vicié. Ces feux ont encore l'inconvénient de rendre l'atmosphère mal-saine, en consumant inutilement sa partie respirable. Ainsi donc, lorsque dans la peste qui ravagea Marseille en 1722, un prélat justement célèbre par son héroïque dévoûment, faisoit allumer de grands feux, il obéissoit à un zèle moins éclairé que charitable. On voit encore des bedeaux qui attirent la foudre sur un clocher en croyant la conjurer par l'agitation de l'air et le bruit des cloches.

L'homme est-il carnivore ou herbivore? Le régime végétal est-il préférable à l'usage des viandes, comme le prétendent bien des gens? Cette question, si long-temps agitée, est impossible à résoudre complétement par des raisons tirées de la conformation des organes; car par ses dents, par la longueur et l'épaisseur du conduit intestinal, l'homme participe à la fois de la conformation des animaux destinés à se nourrir d'herbages, et de celle de ceux qui vivent exclusivement de chairs. Il se trouve par conséquent appelé indistinctement à ces deux espèces de régime. Mais il est facile d'y répondre, en prenant l'observation pour guide.

Elle nous apprend que bien qu'il soit

destiné à vivre sous toutes les latitudes et à se nourrir de toutes sortes d'alimens, l'homme qui habite les pays chauds préfère généralement la diète végétale. Les Brachmanes, dans l'Inde, les habitans des Canaries et du Brésil, les peuples qui habitent le midi de l'Europe, comme l'Italie et l'Espagne, se nourrissent presque uniquement d'herbages, de graines et de racines. Ils vivent sous un climat des ardeurs duquel ils sont obligés de se garantir; or la digestion des végétaux est accompagnée de moins d'irritation et de chaleur que ne l'est celle des viandes. Les sectes philosophiques et religieuses qui ont fait une vertu de l'abstinence des chairs, furent toutes établies dans les contrées méridionales. L'école de Pythagore fleurit en Grèce, et les pieux cénobites qui, dans les commencemens de la religion chrétienne, peuploient les solitudes de la Thébaïde eussent été incapables d'endurer des jeûnes aussi longs et de se contenter de dattes et d'eau pure sous un climat plus rigoureux.

Aussi les moines transplantés dans les diverses contrées de l'Europe furent-ils obligés de se relâcher de l'excessive sévérité d'un tel régime, et vit-on les plus austères associer aux végétaux, base principale de leur nourriture, les œufs, le lait, le poisson, et même les oiseaux et autres animaux aquatiques. On peut voir dans les livres des casuistes, sur quels fondemens ridicules étoit établie la dispense en faveur des pluviers, des poules-d'eau, des canards sauvages, des bécassines, des macreuses et de la loutre, animaux dont la chair noire, plus animalisée, plus échauffante, devoit être proscrite de la cuisine des monastères avec encore plus de rigueur que celle des volailles de basse-cour.

Etudiez le régime alimentaire chez les diverses nations qui couvrent le globe, et vous verrez la diète végétale préférée par celles qui habitent les pays chauds. La sobriété est pour elles une vertu facile, un bienfait du climat. Les peuples septentrionaux sont au contraire voraces par instinct et par nécessité. Ils engloutissent à la fois des quantités énormes d'alimens, et préfèrent les viandes dont la digestion développe une bien plus grande proportion de chaleur. Obligés de combattre sans cesse contre l'action du froid, qui tend à engourdir toutes les puissances vitales et à enchaîner tout mouvement organique, leur existence se passe en quelque sorte dans une lutte perpétuelle contre les influences extérieures. On ne doit donc point leur reprocher leur voracité, ainsi que leur excessive avidité pour les liqueurs spiritueuses et les boissons fermentées. Les peuplades reléguées aux confins de la terre habitable, où l'homme résiste à peine aux rigueurs de la température, les Kamstchadales, les Samoïèdes vivent de poissons qu'ils ont entassés par piles, et auxquels ils ont fait subir un commencement de putréfaction. Qui ne voit dans l'usage d'un aliment âcre et tellement échauffant, que sa digestion dans nos climats seroit infailliblement accompagnée d'un mouvement fébrile, le besoin de compenser, par une excitation intérieure très-vive, l'influence des causes débilitantes qui agissent sans cesse sur l'extérieur ? Les excès dans l'usage des boissons spiritueuses sont mortels pour l'Européen transporté sous le ciel brûlant des Antilles. Le Russe en abuse en quelque sorte impunément, et pousse sa carrière jusqu'à un terme fort avancé, au milieu des excès auxquels succomberoit un habitant du midi de l'Europe.

Cette influence du climat s'étend du régime de l'homme en santé à celui de l'homme malade ; la pharmacie chez les nations est fort analogue à leur cuisine, et c'est avec raison qu'on a dit de la pratique de la médecine, qu'elle devoit être différente suivant les lieux où on l'exerce. La tisane d'orge, le miel et d'autres substances, la plupart tirées du règne végétal, suffisoient à Hippocrate dans le traitement des maladies aiguës. Les médecins qui exercent leur art sous un ciel analogue à celui de la Grèce, peuvent imiter cette antique simplicité du père de la médecine. L'opium, le kina, le vin, les spiritueux, les aromates, les cordiaux les plus énergiques sont fréquemment les remèdes les plus convenables, dans les maladies des peuples du Nord. Les médecins anglais prodiguent sans danger ces médicamens, ailleurs incendiaires.

Nous pourrions donner une plus grande étendue aux considérations de cet ordre; en effet, toutes les vérités se tiennent comme toutes les erreurs; montrer que, de même que le régime de vivre et la médecine des divers peuples diffèrent essentiellement; leur manière de se vêtir, en un mot, le système entier de leurs mœurs et de leurs usages doit offrir des différences nécessitées par le climat. Nous prouverions, contre le sentiment irréfléchi de certains publicistes, qu'il est impossible par les institutions politiques les mieux combinées et les moins variables, de changer entièrement le caractère d'un peuple; que les nations ont des limites naturelles d'où l'état de révolution et de conquête peut les faire sortir durant quelques siècles; eh! que sont quelques siècles dans l'éternelle succession des temps! mais qu'elles y rentrent d'elles-mêmes, comme on voit l'Océan courroucé se calmer après de violens orages, et gronder vainement contre ses barrières qu'il ne peut franchir; car l'auteur de l'ordre immuable des choses, de sa parole toute-puissante, lui a dit: *Tu n'iras pas au-delà.*

Il est un préjugé généralement admis, c'est que l'eau-de-vie pure est plus salubre que les liqueurs douces et sucrées. Il est vrai que celles-ci, aromatisées par une huile essentielle d'une activité caustique, comme le seroit l'huile de gérofle, par exemple, sont beaucoup plus échauffantes; mais lorsque le sucre n'est uni qu'à un aromate très-doux, l'activité de l'eau-de-vie s'en trouve émoussée, et son excès devient moins dangereux. Le kirschwasser, ou eau-de-vie de cerises, quoiqu'il passe, surtout dans le Nord, pour très-favorable à la digestion, agit sur l'estomac plutôt comme stupéfiant que comme excitant; il est donc plus propre à la retarder qu'à l'accélérer. C'est de cette action que jouit la partie amère de tous les fruits à noyaux; il est bien reconnu maintenant que c'est un poison des plus actifs. Tous les Allemands et tous les Suisses vous répondront néanmoins qu'ils abusent du kirschwasser, sans en ressentir de mauvais effets; cela prouve seulement, avec le pouvoir de l'habitude, la bonté et la force de leur estomac. Mithridate digéroit aussi des poisons; personne ne s'autorisera de cet exemple pour assurer qu'ils sont salutaires.

Une erreur très-répandue, c'est que le *sucre échauffe;* ceci a besoin d'explication. Le sucre est, comme l'ont démontré les chimistes, un composé qui ne diffère des mucilages, des gommes et de l'amidon, que par la plus grande quantité d'un certain principe nommé *oxygène* qu'il contient en plus grande proportion : or, on soupçonne, avec vraisemblance, que la matière nutritive que nous retirons de tous les alimens, l'aliment par excellence, le principe chyleux ou réparateur, consiste dans un composé de cette nature. Rien d'étonnant alors que le sucre étant presque entièrement nutritif, sa digestion ne soit suivie d'aucun résidu, et qu'il y ait constipation. Cela nous explique aussi pourquoi les vieillards recherchent avec avidité le sucre, dont ils retirent sans peine un chyle abondant; pourquoi les enfans, qui le desirent avec tant de fureur, s'en dégoûtent si vite, pourquoi les mets sucrés lassent sitôt le meilleur appétit.

Les huîtres mises dans le lait y fondent-elles sur le champ, comme on le prétend communément? De là vient l'habitude de servir une soupe au lait dans les repas où l'on consomme beaucoup d'huîtres. Rien n'est plus faux: bien plus, l'huître contenant toujours une petite quantité d'eau salée est plus propre à coaguler le lait qu'à s'y dissoudre: analogue à la salive et aux sucs gastriques, consistant, comme eux, en une mucosité salée, elle ne peut point être dissoute par une liqueur sur laquelle l'action de ces humeurs est coagulante. J'ai surtout entendu appuyer cette erreur par les argumens les plus risibles, à une table où un domestique mal-adroit brisa un flacon de verre. Tout le monde s'écria sur le champ qu'il avoit manié du persil, et imputa l'accident à cette circonstance. Je gardois le silence de l'étonnement, voyant tant de personnes, d'ailleurs éclairées, imbues d'un préjugé aussi peu soutenable. Mais en réfléchissant à l'adresse du laquais, qui avoua tout de suite avoir manié cette herbe, je compris que l'erreur la plus frivole, comme la plus importante, a toujours des personnes intéressées à la défendre.

L'exercice doit-il être pris après les repas, et doit-on suivre en cela le précepte si connu et si souvent cité :

Post prandium sta, post cœnam ambula.

D'où vient cette contradiction bizarre? pourquoi le repos après dîner et le mouvement après le souper? quelle est la raison de cette différence? Le repos est généralement utile dans les momens où l'estomac, plein d'alimens, travaille à en effectuer la digestion. Toute distraction des forces est nuisible; il faut que l'œuvre de la digestion s'accomplisse par le concours de tous les mouvemens vitaux vers l'organe qui en est actuellement chargé. Se fait-elle avec peine? nous sentons un penchant invincible à dormir. Les peuples du Midi donnent au sommeil l'heure qui suit immédiatement le repas pris au milieu du jour. La *siesta* est une habitude presque généralement répandue en Espagne et en Italie. La classe ouvrière, en France, se livre au sommeil immédiatement après les repas. Le précepte donné vers la fin du onzième siècle, par Jean de Milan, au nom de l'école de Salerne, doit donc cesser de faire loi. Il en est de même de beaucoup d'autres maximes contenues dans cette fleur de la médecine (1), composée pour Robert, duc de Normandie, à son retour de la Terre-Sainte. Je souscris volontiers, avec Makensie, au jugement qu'en a porté Lommius, en disant qu'il ne connoît rien dans tous les écrits des médecins où il y ait moins de savoir et moins d'élégance.

Dans la fabrication des eaux minérales factices, l'homme peut-il être regardé comme le rival heureux de la nature? et faut-il ranger parmi les erreurs l'opinion assez répandue touchant la supériorité des eaux minérales naturelles sur celles que l'art prépare ? La chimie peut atteindre à l'imitation parfaite de tous les composés minéraux : inhabile à reproduire les composés végétaux et animaux, réduite pour eux à l'analyse de décomposition, incapable de les recomposer et de les refaire, comme on dit, *de toutes pièces*, on la voit donner aux eaux qu'elle imite,

(1) *Hoc opus optatur, quod flos medicinæ vocatur.*

une température ainsi qu'une composition absolument semblables à celles des eaux puisées à la source; de sorte qu'elles doivent jouir sur nos organes d'effets exactement identiques. Bien plus, la composition des eaux minérales naturelles est sujette à varier suivant une infinité de circonstances; leur température, la quantité des sels et des gaz qui s'y trouvent en dissolution n'est point toujours la même, tandis que les eaux factices offrent toujours la même proportion entre les substances dont elles sont chargées, et doivent posséder toujours le même degré d'efficacité. Si donc quelque chose pouvoit suppléer aux utiles distractions qu'entraîne un long voyage, aux bienfaits d'un air libre et pur, au changement si souvent indispensable des impressions habituelles, etc. les eaux minérales naturelles ne conserveroient plus aucun avantage sur celles que l'art peut imiter. Mais qu'un malade qui veut, sans quitter sa maison, user d'une eau minérale quelconque, préfère à celles qui sont le produit de l'art les eaux puisées à la source elle-même, cette préférence n'est fondée sur aucun motif.

Il en est de même de la répugnance que montrent plusieurs personnes pour se baigner pendant la canicule. Les bains, si nécessaires pour en tempérer les ardeurs, n'entraînent assurément aucun danger, pourvu qu'on observe pendant leur usage toutes les règles de l'hygiène.

Avons-nous dans les rêves une prescience de l'avenir? est-il des songes prophétiques qui nous donnent la connoissance anticipée des événemens futurs? chacun cite, à ce sujet, sa propre expérience. Dans ce sommeil imparfait, troublé par des rêves, nos facultés mentales s'exerçant sur des matériaux que la mémoire leur fournit en abondance, peuvent véritablement nous conduire, de raisonnement en raisonnement, à des résultats qui nous eussent échappé durant la veille, lorsque nous sommes distraits par les impressions actuelles que nous transmettent les organes des sens. C'est ainsi que des mathématiciens ont achevé en dormant les calculs les plus compliqués, et résolu les problèmes les plus difficiles. Il est rare que l'influence de l'imagination sur les organes génitaux, durant l'état de veille, soit portée au point de décider l'émission de la semence ; rien n'est plus commun dans les songes érotiques. Nos facultés intellectuelles exercées pendant le sommeil, peuvent donc atteindre aux vérités les plus abstraites ; et dans cette espèce de recueillement et d'isolement, dans le silence des organes des sens externes, l'entendement, exercé dans toute sa force et toute sa rectitude, peut nous révéler ce que notre prévoyance ordinaire ne nous eût point fait découvrir.

L'espèce de rêve connue sous le nom de somnambulisme, est aussi le sujet d'une croyance erronée. On imagine que les somnambules sont doués d'une adresse et d'une habileté singulières, parce qu'on les voit se promener sur le penchant des toits les plus rapides, se tenir debout et sans trébucher sur des croisées d'une hauteur effrayante. Cette assurance qui nous étonne dans le somnambule, tient à l'ignorance complète du danger. Ne se conduisant que d'après les impressions antérieurement reçues et reproduites par la mémoire, il n'est point averti par ses sens du danger qu'une distraction lui feroit courir. Aussi le voit-on fréquemment tomber dans les précipices ouverts sous ses pas.

On pense assez communément qu'il est nuisible de dormir trop, et en conséquence qu'il faut réveiller ceux qui s'abandonnent à un sommeil prolongé. La nutrition s'accomplissant plus complétement pendant ce repos plus ou moins absolu des organes extérieurs, toutes les humeurs peuvent devenir trop abondantes par l'effet de cette habitude; de sorte qu'il en naisse une disposition prochaine à plusieurs maladies, et notamment à l'apoplexie. Il est vrai que l'esprit devient lourd pour être trop peu exercé chez ceux qui se livrent beaucoup au sommeil ; mais en général, dormir est utile, et les gens foibles ne doivent jamais combattre la disposition qui les y porte, quelque fréquente qu'elle puisse être. Je ne sais pourquoi l'école de Montpellier prétend qu'il faut un certain degré de force pour dormir ; que le sommeil est un acte de l'économie vivante; c'est, au contraire, une cessation d'actions, un état négatif ; et si les gens foibles ou excessivement las ne peuvent en goûter les douceurs, c'est que quelqu'un de leurs organes souffre, et que l'exaltation vicieuse de la sensibilité dans un organe ou dans un système d'organes, s'oppose à l'assoupissement.

Combien d'erreurs sur la cause et les qualités des règles chez les femmes! On a d'abord attribué et l'on fait encore dépendre cet écoulement périodique, de l'influence de la lune, sans songer qu'alors toutes les femmes devroient être réglées à la même époque; qu'il en est chez lesquelles les règles sont loin de revenir à chaque phase lunaire, etc. etc. De tout temps on s'est plu à attribuer au sang des règles, des propriétés malfaisantes : il a des qualités ocultes, mystérieuses, empèche la fermentation panaire et spiritueuse, corrompt les viandes, fait troubler certaines liqueurs, etc. etc. Rien n'est plus frivole que ces craintes; le sang qu'une femme, bien portante d'ailleurs, rend dans ses règles est rouge et pur, et ne diffère en rien de celui qu'elle pourroit perdre par une hémorragie nasale.

Je ne puis terminer ce chapitre des principales erreurs relatives à la conservation de la santé, sans blâmer de toute ma force les livres de médecine populaire; ces Avis au Peuple sur sa santé, ouvrages rédigés par la médiocrité pour l'ignorance. Jamais aucun maître de l'art, aucun médecin vraiment illustre ne s'est abaissé à ce genre de compositions. L'Avis au Peuple de Tissot et la Médecine domestique de Buchan (1), *car il faut les nommer par leur nom*, ont coûté la vie à plus d'hommes que la guerre la plus meurtrière. La lecture de pareils livres ne sauroit être trop sévèrement interdite aux gens du monde ; ils y puisent des idées fausses ; car les erreurs y abondent ; ou au moins des idées incomplètes tout aussi

(1) Voici l'article de cet ouvrage qui a donné lieu aux plus vives et aux plus nombreuses réclamations. En condamnant l'Avis au Peuple de Tissot, je conviens que l'auteur de l'*Histoire de la fièvre bilieuse épidémique de Lausanne*, du *Traité des Maladies des Nerfs* et de quelques autres ouvrages, n'est pas indigne de sa réputation. C'est sur l'ouvrage et non sur l'auteur que porte l'anathème. Un homme du monde lut l'autre jour dans une gazette, que la constitution de l'air étant humide, les maladies par relâchement de la fibre dominoient, réclamoient l'emploi des fortifians, et que la saignée étoit mortelle dans ces maladies. Atteint d'une péripneumonie aiguë pour avoir bu à la glace, son corps étant échauffé à la suite d'un violent exercice, il repoussa avec opiniâtreté l'avis de son médecin ordinaire, qui conseilloit une forte saignée, et mourut victime de la médecine populaire. Tant que l'œil d'une police vigilante restera fermé sur de tels abus, je ne saurois croire que l'on puisse les blâmer avec trop d'énergie.

dangereuses que des idées fausses, dans une science dont l'application est si délicate. Ignorant les bases sur lesquelles les préceptes sont appuyés, ils ne tiennent jamais aucun compte de ces innombrables modifications relatives à l'âge, au sexe, au tempérament, à la saison de l'année, au climat et autres différences si nombreuses, que l'on pourroit dire qu'en médecine les cas d'exception sont presque aussi fréquens que ceux où la règle doit s'appliquer. Ils inspirent aux curés des campagnes et autres personnes d'un zèle aveugle, la confiance la plus présomptueuse et la plus coupable. On s'étonnera peut-être d'une indignation aussi véhémente; mais à quelque excès qu'elle puisse se porter contre de semblables livres, elle n'égalera jamais les maux dont ils sont la cause.

CHAPITRE QUATRIÈME.

Années climatériques. Jours critiques dans les maladies. Culte superstitieux rendu à Hippocrate.

Il existe dans le cours de la vie humaine, certaines époques marquées par des changemens nécessaires dans la constitution physique et morale des individus. Le temps de la puberté pour les deux sexes, l'âge auquel l'écoulement menstruel cesse d'avoir lieu chez la femme, le moment où commencent et s'achèvent les deux dentitions, nous en fournissent la preuve; mais ces périodes ne sont point rigoureusement assujéties à des époques fixes et invariables; ces révolutions organiques n'arrivent pas infailliblement au bout d'un certain nombre d'années, de sorte qu'on puisse calculer et prédire l'instant précis auquel elles s'accompliront, de la même manière qu'on annonce le retour d'une éclipse ou de tout autre phénomène physique auquel peuvent s'appliquer les lois du calcul. On ne peut donc point croire aux *années climatériques*, ou admettre qu'il est certaines années fixes, où s'opèrent dans le corps humain des changemens notables, au point qu'il en résulte des maladies ou même la mort.

Nous retrouvons ici l'influence de la doctrine de Pythagore sur la puissance des nombres. Selon ce philosophe, qui vivoit sept cents ans environ avant notre ère, les nombres jouissoient de vertus mystérieuses; chacun d'eux avoit une dignité particulière, les nombres impairs étoient plus forts que les nombres pairs, et parmi eux le nombre sept étoit le plus puissant, puis les nombres trois et neuf, etc. Suivant ces idées, le corps humain se renouveloit tous les sept ans, le fœtus étoit *viable* à sept mois, la première dentition commençoit sept mois après la naissance, la seconde à sept ans, la puberté à quatorze ans, à vingt-un ans le corps cessoit de croître en hauteur. La cessation des règles avoit lieu chez les femmes dans le septième septenaire, de quarante-deux à quarante-neuf; mais aucune époque n'étoit plus importante que la soixante-troisième année, elle étoit amenée par le nombre sept multiplié par neuf. C'étoit la grande année *climatérique*. Si l'on ne mouroit point, au moins devoit-on essuyer quelque grosse maladie ou bien éprouver quelque accident notable, comme la perte de sa fortune, la mort d'un proche. Cette superstition étoit si généralement répandue et si fortement enracinée, que l'astronome Evelius parle de la perte de son observatoire, auquel le feu prit dans sa soixante-troisième année, sous le titre d'*annus climatericus*.

L'influence des idées pythagoriciennes sur les puissances numériques ne s'observe pas seulement en médecine, toutes les sciences, toutes les religions nous en offrent des traces; l'histoire et la fable en présentent des vestiges à chaque pas. Les sept sages de la Grèce, les trois grâces et les neuf muses, les sept chefs devant Thèbes, les sept bouches du Nil, les sept merveilles du monde, les sept jours de la semaine consacrés aux sept planètes, les sept plaies de l'Egypte, le chandelier aux sept branches, les sept frères Machabées, les sept allégresses de la Vierge et ses sept douleurs, les sept péchés capitaux, etc. etc. qu'il nous suffise de prouver combien l'on a été obligé de torturer les faits physiologiques et médicaux pour les plier aux opinions du temps sur la vertu des nombres.

La puberté n'arrive point à quatorze ans, quoique ses phénomènes, dans nos climats tempérés, se manifestent assez ordinairement durant le cours de la quatorzième année. Dans les pays chauds, les hommes, et surtout les femmes, sont nubiles dès la neuvième et la dixième année; ce n'est qu'après la seizième et même la dix-huitième que les hommes, dans le Nord, donnent des preuves de virilité. Chez nous, la puberté est plus prompte ou plus tardive suivant le régime de vivre, le genre d'éducation. Il en est de même de la cessation des menstrues chez les femmes. Si, parmi nous, le plus grand nombre meurt pour l'espèce dans le cours du septième septenaire, c'est-à-dire de la quarante-deuxième à la quarante-neuvième année, on sait que ce phénomène présente une foule de variétés individuelles : enfin dans les pays chauds, dès leur trentième année, les femmes perdent la faculté de devenir mères.

Il en est de même de tous les autres phénomènes auxquels on a prétendu assigner des époques fixes et certaines. Loin que la première dentition commence invariablement au septième mois et la seconde à la septième année, on voit l'éruption des premières dents avoir lieu quelquefois avant ou peu de semaines après la naissance, et d'autres fois être retardée jusqu'au dixième ou même quinzième mois de la vie. Nous l'avons déjà dit, et nous ne saurions trop le redire, c'est un des traits caractéristiques des corps vivans, que les phénomènes qui leur sont propres, phénomènes dont l'ensemble et la succession constituent la vie, suivant la définition que nous en avons donnée dans un autre ouvrage (1), ne sont point assujétis à des lois invariables d'existence, de force, de succession et de durée. Ils offrent un caractère propre de variabilité, se retardent ou s'accélèrent, s'exécutent ou s'interrompent pour reprendre après une suspension plus ou moins longue; et tandis que les corps graves tombent toujours selon la suite des nombres impairs, que l'attraction a toujours lieu en raison inverse du quarré des distances, que telle substance saline affecte toujours une même forme de cristaux, que les phénomènes astronomiques sont assujétis aux lois d'une constante uniformité, de telle sorte que plusieurs siècles à l'avance, on peut cal-

(1) Voyez *Nouveaux Elémens de Physiologie*, cinquième édition, tome 1er.

culer et prédire le retour d'une comète à jour fixe; les actes qui s'exécutent dans les corps animés, et spécialement dans le corps humain, sont susceptibles d'une foule de variétés. Le pouls est à chaque instant, dans le même individu, plus fort ou plus foible, plus lent ou plus rapide; tous les phénomènes, en un mot, varient sans cesse, quant à leur véhémence, leur vélocité, leur intensité: comment soumettre à des formules exactes des élémens aussi variables? J'aimerois autant renfermer dans un vase fragile, hermétiquement bouché, une liqueur expansible et susceptible de changer à chaque instant de volume.

Quoiqu'on ne puisse point admettre la doctrine des années *climatériques*, il est une époque de la vie des hommes à laquelle je me garderai bien d'assigner un terme précis, et qui offre quelque chose de vraiment climatérique. C'est celle de trente ans. Elle arrive plutôt ou plus tard de quelques années, suivant le tempérament des individus, les circonstances au milieu desquelles ils ont vécu, etc. A cette époque du passage de la jeunesse à l'âge viril, s'opèrent des changemens remarquables dans la constitution de nos solides et de nos humeurs : alors surviennent ordinairement les maladies les plus graves. A cet âge sont le plus souvent moissonnés ceux qui ont brillé d'une gloire prématurée, et obtenu des succès précoces. C'est à ce moment que se dissipent pour toujours les heureuses illusions du premier âge, et que s'évanouissent enfin les espérances fondées sur cette base fragile. Comme l'a très-bien remarqué M. de Buffon, c'est dans le moyen âge que les hommes deviennent sujets à ces langueurs de l'ame qui rendent le poids de l'existence insupportable à ceux qui les éprouvent.

Mais laissons à sa plume éloquente le soin de nous tracer le tableau fidèle de cette époque *climatérique*. « D'ailleurs, » c'est à cet âge que naissent les soucis, et » que la vie est la plus contentieuse : car » l'on a pris un état, c'est-à-dire, qu'on

» est entré par hasard ou par choix dans
» une carrière qu'il est toujours honteux
» de ne pas fournir, et souvent très-dangereux
» de remplir avec éclat. On marche
» donc péniblement entre deux écueils
» également formidables, le mépris et la
» haine, on s'affoiblit par les efforts qu'on
» fait pour les éviter, et l'on tombe dans
» le découragement; car lorsqu'à force
» d'avoir vécu et d'avoir reconnu, éprouvé
» l'injustice des hommes, on a pris l'habitude
» d'y compter comme sur un mal
» nécessaire, lorsqu'on s'est enfin accoutumé
» à faire moins de cas de leurs jugemens
» que de son repos, et que le cœur,
» endurci par les cicatrices mêmes des
» coups qu'on lui a portés, est devenu
» plus insensible, on arrive aisément à cet
» état d'indifférence, à cette quiétude dolente
» dont on auroit rougi quelques années
» auparavant. La gloire, ce puissant
» mobile de toutes les grandes ames, et
» qu'on voyoit de loin comme un but éclatant
» qu'on s'efforçoit d'atteindre par des

» actions brillantes et des travaux utiles,
» n'est plus qu'un objet sans attraits pour
» ceux qui en ont approché, et un fan-
» tôme vain et trompeur pour les autres
» qui sont dans l'éloignement. La paresse
» prend sa place, et semble offrir à tous
» des routes plus aisées et des biens plus
» solides; mais le dégoût la précède et l'en-
» nui la suit, l'ennui, ce triste tyran de
» toutes les ames qui pensent, contre le-
» quel la sagesse peut moins que la folie ».

Les médecins ont depuis long-temps rejeté la doctrine des années climatériques, et le peuple, conservateur fidèle des traditions erronées, n'a point cessé d'y ajouter foi; mais, savans et peuple, médecins et malades, tous admettent la doctrine des jours critiques réguliers dans les maladies, doctrine aussi peu fondée que celle des années climatériques, car elle a la même origine. On retrouve évidemment ici l'influence des idées de Pythagore, sur le pouvoir des nombres. Les argumens tirés de l'instabilité des fonctions vitales, quoique tout-à-fait contraire à l'existence des jours critiques réguliers, comme à celle des années climatériques, paroîtront moins concluans que les résultats de l'observation.

Elevé dans la doctrine des jours critiques réguliers, ma principale étude au lit du malade fut d'abord de vérifier cette théorie par l'expérience. Rien à mes yeux ne donnoit une plus haute idée de la médecine et ne lui assuroit plus d'éclat, que le pouvoir de prédire à quel jour fixe devoient s'effectuer des changemens notables dans le cours d'une maladie, et quelle époque prévue d'avance devoit amener la guérison ou la mort; elle me sembloit atteindre à la certitude des sciences exactes, et le médecin qui annonceroit une crise à jour déterminé, me sembloit mériter la même confiance et la même admiration que l'astronome lorsqu'il annonce le retour infaillible d'une comète, ou de tout autre phénomène céleste, à une époque éloignée, après l'avoir découverte par les lois du calcul. L'observation assidue des fièvres primitives, genre de maladies où la détermination des jours critiques est, dit-on, la plus facile, me convainquit bientôt de la vanité de ma théorie. Fidèle aux indications données par Galien, j'attendois le septième jour avec une impatience mêlée d'inquiétude. Je flattois le malade d'un changement prochain et favorable. J'allois même jusqu'à promettre, suivant l'espèce de la fièvre et le tempérament de l'individu, une évacuation critique par le nez, par les sueurs ou par les urines : espoir vain et mille fois déçu ! Une hémorragie nasale terminoit une fièvre inflammatoire au sixième jour, à ce jour que Galien regardoit comme si peu favorable aux évacuations critiques, et comme amenant un si grand nombre de changemens funestes dans le cours des maladies, qu'il l'avoit surnommé le *tyran;* d'autres fois, c'étoit une fièvre bilieuse, dans laquelle j'avois annoncé le *jugement* par des évacuations alvines copieuses au quatorzième jour, et la crise s'effectuoit le treizième par des sueurs abondantes. Je ne finirois point si je voulois parler de tous ces mécomptes, et dire combien de fois les nombres tant célébrés, trois, sept, quatorze, vingt-un, n'ont amené aucun changement. Je m'en prenois alors à la difficulté d'assigner l'instant précis où avoit commencé la maladie. Une crise enfin survenoit-elle au vingt-deuxième jour, elle avoit été retardée par quelque circonstance accidentelle; au vingtième, je cherchois et j'indiquois la cause qui pouvoit l'avoir accélérée. Un clystère, un verre de tisane ou tout autre remède aussi insignifiant avoit troublé la marche de la nature; c'étoit à l'art que l'on devoit s'en prendre de cette irrégularité. Je suivois cependant un hôpital dirigé par un professeur habile, partisan éclairé de l'expectation.

Je commençai dès-lors à douter de l'infaillibilité de la doctrine des jours critiques, enseignée depuis Hippocrate comme un dogme fondamental. C'étoit avoir fait *un premier pas vers la vérité.* Je relus mes auteurs avec un esprit de critique. Le vieillard de Cos m'offrit des contradictions que mes yeux prévenus n'avoient point aperçues. Plusieurs de ses successeurs avoient entièrement rejeté sa doctrine. Galien, tout en s'efforçant de la soutenir, avoue qu'elle est sujette à l'erreur, et cédant enfin à l'évidence, rétracte tout ce qu'il avoit écrit sur les crises régulières.

Parmi les modernes, si plusieurs médecins illustres ont admis les jours critiques fixes, un aussi grand nombre les rejette. L'Hippocrate anglais Sydenham en nie l'existence. Le plus illustre des médecins français, Bordeu, n'y croit point. Enfin, la même dissidence existe parmi les médecins de nos jours. M. Corvisart, dans l'excellent commentaire dont il a enrichi l'ouvrage d'Avenbrugger, se prononce hautement contre la doctrine des jours critiques réguliers. On peut donc conjecturer, avec quelque espèce de probabilité, que, dans quelques siècles, les partisans les plus obstinés de la doctrine des jours critiques céderont aux lumières de l'évidence, et qu'alors cette théorie sera regardée du même œil que celle des années climatériques, avec qui elle a une si parfaite conformité.

La doctrine des jours critiques réguliers reconnoît Hippocrate pour auteur. L'autorité d'un si grand nom fut de tout temps son principal appui. Depuis plus de vingt siècles, le vieillard de Cos jouit en médecine d'une autorité pour le moins égale à celle qu'Aristote exerçoit sur toutes les parties des connoissances humaines avant que Descartes fût venu renverser cette vieille idole. Chacun sait qu'on disputoit alors, non pour savoir si un fait étoit vrai, mais pour savoir s'il étoit renfermé dans les volumineux écrits du père de la philosophie péripatétique. L'influence d'Hippocrate n'est ni moins grande, ni moins tyrannique, ni moins nuisible à l'avancement réel de la médecine. Riolan nioit encore la réalité de la circulation du sang, sous le vain prétexte qu'il n'en étoit pas fait mention dans les Œuvres du médecin grec, long-temps après que Guillaume Harvey eut publié cette importante découverte. Ce culte rendu à Hippocrate, au moment de la renaissance des lettres, alloit jusqu'à la superstition. Nul alors n'eût osé douter que les mâles étoient engendrés dans l'ovaire droit, et les femelles dans l'ovaire gauche; que la luxation de la mâchoire n'entraînât la mort du malade, faute d'être réduite avant le troisième jour; qu'il faut attendre le septième accès avant d'essayer la guérison des fièvres intermittentes, et mille autres propositions journellement démenties par l'expérience. Aujourd'hui même il est commun d'entendre dire, et la chose passe pour certaine parmi les gens du monde, que la médecine n'a pas fait de véritables progrès depuis Hippocrate; qu'il en faut toujours revenir à cette source antique et pure de toute saine doctrine. Un naturaliste célèbre qui s'imagine que rien n'est plus philosophique que le scepticisme en médecine, m'assuroit naguères que cet art, dont il ignore les premiers élémens, restoit depuis deux mille ans dans un état stationnaire; erreur comparable à l'opinion de ceux qui rapporteroient à Aristote(1) toute l'histoire naturelle, et soutiendroient que les travaux modernes de Buffon, de Linnée, de Jussieu, de Cuvier, de Lamarck, de Desfontaines, n'en ont point étendu le domaine. Deux titres resteront toujours au divin vieillard, et suffiront pour le recommander au respect et à l'admiration de la postérité la plus reculée : l'histoire des maladies aiguës épidémiques, tracée de main de maître, et une excellente méthode de philosopher. C'est

(1) Galilée raconte qu'un gentilhomme très-partisan de la philosophie d'Aristote, invité par un médecin de Venise à une démonstration anatomique, après qu'on lui eut fait voir les nerfs qui du cerveau et de la moelle de l'épine vont se distribuer à toutes les parties du corps, fut interrogé pour savoir s'il croyoit encore, avec Aristote, que les nerfs tiroient leur origine du cœur. J'avoue, répondit-il, que vous m'avez fait voir très-clairement le contraire, et si l'autorité d'Aristote ne s'y opposoit, je serois de votre avis.

sous ce dernier rapport surtout qu'il faudra toujours remonter à Hippocrate, comme à un modèle inimitable d'observation et d'analyse, moins admirable sous le rapport des faits qu'il enseigne, que sous celui de la méthode qu'il emploie à la recherche ainsi qu'à l'exposition de la vérité.

Sans doute la médecine seroit un art futile, une science frivole, si les travaux de tant de milliers d'hommes, depuis plus de vingt siècles, ne lui avoient fait faire aucun progrès utile (1). Heureusement, rien n'est moins vrai, et si l'oracle de Cos mérite de conserver le premier rang parmi

(1) Quelques médecins soutiennent eux-mêmes cet étrange paradoxe. Ce sont ou des paresseux qui aiment à se persuader que toute la science est renfermée dans un seul livre, ou des hellénistes fiers de lire Hippocrate dans l'original grec. Ceux-ci sont de véritables initiés. Leur cite-t-on quelque passage d'Hippocrate où se trouve renfermée quelque absurdité, c'est l'infidélité des traducteurs qu'ils en accusent. Le texte pur ne contient rien, s'il faut les en croire, qui ne soit avoué par la raison et par l'expérience.

les médecins, c'est bien plutôt pour avoir le premier découvert et suivi la véritable philosophie de son art, que pour en avoir révélé tous les secrets.

Les écrits attribués à Hippocrate ne sont point d'ailleurs l'ouvrage d'un seul homme. Diversité de dialectes, de style, d'opinions, de lieux : ici, des observations faites sous l'heureux climat de la Grèce ; là, sous le ciel plus rigoureux de la Thrace; celles-là, dans l'Asie mineure ; celles-ci, jusque dans les froides contrées de la Scythie; tout donne à cette opinion le plus haut degré de vraisemblance et de probabilité; et depuis Erotien, médecin de Rome, qui vivoit sous Néron, jusqu'à nos jours, les critiques se sont exercés à l'envi sur la distinction à établir entre les écrits véritables d'Hippocrate de Cos, ses ouvrages douteux et ceux qui paroissent manifestement interpolés dans la collection de ses Œuvres. Mercurialis met au premier rang des écrits d'Hippocrate, des traités qu'un autre commentateur rejette parmi les ouvrages pseudonymes. Grünner juge apocryphes des livres dont la légitimité n'est point contestée par Galien. Frappés de ces contradictions et de cette diversité d'opinions parmi les auteurs qui se sont exercés dans cette critique, plusieurs modernes ont été jusqu'à révoquer en doute l'existence du père de la médecine. Auroit-on, depuis tant de siècles, fait fumer l'encens sur les autels d'un dieu imaginaire, et, comme l'Hercule de la fable, Hippocrate ne seroit-il donc qu'un être allégorique?

Mais n'allons pas plus loin; j'entends déjà crier de toutes parts anathème. Apprenez à connoître Hippocrate avant de le juger, me dit avec aigreur ce vieux médecin qui aspire en secret au surnom d'hippocratique; sachez respecter un nom consacré par l'admiration de tant de siècles. Quelques-uns iront même jusqu'à conseiller à l'auteur quelques grains d'ellébore, ignorant que, depuis Hippocrate, cette plante est sans vertu contre la folie.

CHAPITRE CINQUIÈME.

Des erreurs relatives aux maladies.

GUÉRISSEZ-MOI ; *donnez-moi un remède contre mon mal ;* voilà ce que l'instinct dicte partout aux malades : tel est le cri qui s'élève de la hutte du sauvage et de l'habitation de l'homme civilisé, de la cabane du pauvre comme du palais des rois. La médecine fondée sur ce sentiment naturel est aussi ancienne que l'espèce humaine ; c'est donc bien inutilement que ses historiens s'efforcent de reculer son origine, en lui donnant Apollon pour inventeur. Mercure Trismégiste, ou Hermès, la fit connoître aux hommes, s'il en faut croire quelques auteurs : elle nous vient d'Isis et d'Osiris, selon les traditions égyptiennes. Suivant tel auteur, Cham, fils de Japhet, s'en occupa le premier ; il n'en doute aucunement ; il a pour cette opinion les autorités les plus imposantes, et travaille sur des mémoires authentiques ; et à l'occasion de toutes ces origines, chacun fait étalage d'une érudition aussi vaine que fastidieuse. Le savant auteur du discours préliminaire de l'Encyclopédie, cherchant dans nos besoins les sources de nos connoissances, trouve que « de nos recherches ont dû » naître d'abord l'agriculture, la méde» cine, enfin tous les arts les plus absolu» ment nécessaires ; ils ont été en même » temps et nos connoissances primitives, » et la source de toutes les autres, même » de celles qui en paroissent très-éloignées » par leur nature ».

La médecine peut se glorifier d'une noble origine : elle naquit du plus précieux sentiment que la nature aît gravé dans le cœur de l'homme ; de cette bienveillance sympathique qui nous fait compatir aux maux dont nous sommes témoins, et nous inspire le desir d'y porter remède. Celui qui le premier vit souffrir son semblable, dut partager sa douleur, et chercha les moyens de la soulager. Les occasions ne manquoient pas pour exercer cet utile penchant. Dans les premiers âges du monde, l'homme nu et foible, obligé de conquérir par la force ou par la ruse une subsistance souvent incertaine, contraint de la disputer aux espèces nuisibles, dans les combats qu'il leur livroit, reçut de fréquentes blessures et s'adonna de bonne heure aux soins qu'exige leur guérison. Les guerres, en multipliant ces maux, augmentèrent en même temps le besoin et le prix des secours. Alors les rois ne dédaignoient point de panser eux-mêmes les plaies, et plusieurs des guerriers chantés par Homère ne tiroient pas un moindre lustre de leur habileté chirurgicale que de leur valeur dans les combats. Tels étoient Chiron, Machaon, Podalyre. C'est dans les poëmes immortels de l'Iliade et de l'Odyssée que nous trouvons les seules traditions certaines sur l'état de l'art avant l'établissement des républiques de la Grèce, et même jusqu'à l'époque de la guerre du Péloponèse. On y voit qu'il se réduisoit presque uniquement au traitement des blessures, et qu'il joignoit à l'emploi des topiques la puissance imaginaire des enchantemens.

L'intervention des puissances surnaturelles se joint toujours à ce qu'ont de matériel et d'humain les cures racontées dans les livres sacrés de notre religion. Le même caractère appartient à l'enfance de l'art chez tous les peuples. Les prêtres de l'Inde, les médecins à la Chine et au Japon, les jongleurs parmi les peuplades sauvages ou demi-civilisées de l'ancien et du nouveau continent, associent constamment aux drogues et aux opérations manuelles, certaines pratiques mystérieuses dont ils attendent principalement la guérison des malades. Tel étoit sans doute le caractère de la médecine des Egyptiens dans ces temps reculés, antérieurs à l'invention de l'alphabet, et sur lesquels nous possédons si peu de lumières (1). L'homme est naturellement amoureux du mystère; il se complaît dans le vague et dans l'infini. Ce sentiment, qui peut aller depuis

(1) Je suis pleinement convaincu que c'est à l'invention tardive des caractères alphabétiques qu'il faut attribuer les ténèbres répandues sur l'histoire des premiers âges. Pourquoi ce monde, si vieux pour qui ne consulte que la raison et la saine physique, est-il si jeune aux yeux de l'historien ? Seroit-ce parce que les souvenirs des temps qui ont précédé l'invention de l'alphabet, se sont perdus avec la connoissance des caractères symboliques auxquels ces souvenirs étoient confiés ? Le langage des hiéroglyphes précéda l'écriture proprement dite, chez tous les peuples ; et avec la connoissance de ces signes, s'est anéantie pour nous l'histoire des temps qu'ils retraçoient. La chronologie des Chinois, seule nation qui ait conservé l'usage des caractères symboliques, remonte bien plus haut que la nôtre.

Vixere fortes antè Agamemnona
Multi : sed omnes illacrymabiles
Urgentur ignotique longâ
Nocte, carent quia vate sacro.

Q. HORAT. FL. carm. lib. 4, od. 9.

dit Horace en très-beaux vers. Mais ce n'est point faute d'un poète ou d'un historien que les hommes fameux, avant Agamemnon, sont ignorés, c'est parce qu'ils manquoient d'une langue écrite.

une douce mélancolie jusqu'à l'hypocondrie la plus décidée, a été surtout approfondi de nos jours par madame de Staël et M. de Châteaubriand, qui ont puisé à cette source les principales beautés répandues dans leurs écrits.

Comment se persuader que, depuis tant de siècles, les hommes se trompent encore sur la manière de remédier aux moindres accidens, aux coupures, aux blessures les plus légères? Comment l'expérience ne leur a-t-elle point appris que, dans une blessure qui est encore saignante, il suffit de nettoyer la plaie, d'en rapprocher les bords et de les maintenir en contact? Dans cet état de juxta-position, la nature se suffit parfaitement pour en opérer la réunion, ou, comme on dit, la cicatrice. La nature tend à l'ordre, a dit avec raison un philosophe; un principe conservateur semble veiller en nous et diriger nos actions vers un but utile. Une plaie tend d'elle-même à se guérir; l'instrument qui l'a faite, le contact de l'air, suffisent pour introduire dans ses bords l'irritation, le degré nécessaire d'action pour que la cicatrice se forme immédiatement, ou par l'entremise de la suppuration. Dans tous les cas de blessures récentes et encore saignantes, où les lèvres de la plaie ne sont point trop meurtries et trop irritées, lorsque l'on croit la réunion immédiate possible, il faut soigneusement s'abstenir de l'usage de tout onguent dans le pansement de la plaie; les baumes liquides dont les anciens faisoient couler quelques gouttes dans l'intervalle de ses lèvres écartées, tous les vulnéraires si vantés, le fabuleux dictame tant chanté par Homère, et qui servoit à guérir les blessures des héros pansées par les dieux ou par les mortels privilégiés qui en connoissoient les vertus, ne sont propres qu'à irriter les parties, et par conséquent à empêcher la réunion immédiate, en rendant la suppuration inévitable. On dit cependant encore dans un sens figuré: Que les consolations prodiguées aux mal-

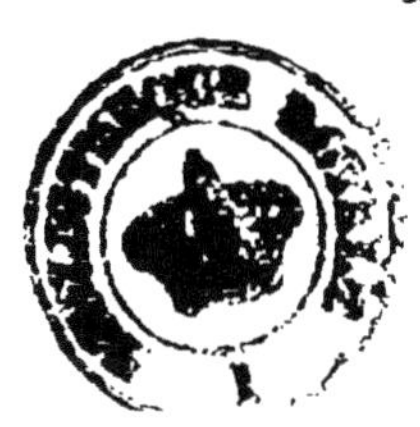

heureux sont comme un baume salutaire versé sur leurs blessures. Ce n'est point la seule erreur que le langage métaphorique ait consacrée.

Mais, diront les partisans les plus obstinés de cette erreur, nous guérissons les plaies en suivant cette méthode. Oui, sans doute, la nature fait mieux que le médecin, et à moins que celui-ci, par des irritations trop répétées, ne détruise chaque jour son ouvrage, elle finira par opérer la guérison; mais le malade éprouvera des douleurs inutiles au moment où vous versez une liqueur plus ou moins stimulante entre les lèvres de la blessure. Ces bords trop irrités s'enflamment et suppurent: ainsi une plaie qui, méthodiquement traitée, se fût cicatrisée en vingt-quatre heures, ne se ferme qu'au bout de vingt-quatre jours. Les vétérinaires ressemblent encore à cet égard aux chirurgiens du seizième siècle; un cheval vient-il à s'enclouer, le clou retiré de la piqûre, on y verse de la térébenthine ou tout autre balsamique spiritueux ; l'irritant ne manque point son effet ; le pied de l'animal se gonfle, et d'un mal léger, l'hippiâtre a fait une maladie qui peut devenir incurable. Au reste, il s'agit ici des erreurs qui se commettent dans la médecine humaine. Un préjugé aussi général que celui dont nous venons de parler, consiste dans l'usage des vulnéraires.

Un homme vient-il de faire une chute ; de recevoir un coup, et surtout d'éprouver dans une partie de son corps une meurtrissure plus ou moins profonde, on lui fait promptement avaler un verre d'une liqueur spiritueuse. En effet, tous les vulnéraires consistent en des infusions de plantes aromatiques dans une certaine quantité d'eau-de-vie. L'usage de cette boisson excitante donne au blessé un sentiment de force et de bien-être momentané ; mais en accélérant le mouvement du cœur et le cours du sang, elle dispose prochainement la partie souffrante à s'enflammer. Combien de fois les membranes dont le cerveau est enveloppé ont-elles été saisies d'une inflammation, par suite de l'usage des vulnéraires, toujours blâmés par les médecins instruits, et toujours employés par le vulgaire?

Une erreur, non moins accréditée, consiste dans l'opinion où l'on est que les chairs d'une plaie qui suppure, renaissent ou éprouvent une véritable régénération. Comme il n'est point en médecine d'opinions indifférentes, et que bien qu'on ait dit et répété le contraire, la théorie règle toujours la pratique, les personnes imbues de cette croyance erronée fatiguent les plaies de remèdes et d'onguens désignés par les noms bizarres de *détersifs*, de *sarcotiques*, d'*incarnatifs*, etc. L'idée que les chairs se régénèrent est fort ancienne, et a été embrassée par les médecins les plus instruits. Sa destruction et l'utile réforme qui s'en est suivie dans le traitement des blessures sont dues à l'académie royale de chirurgie, et datent du milieu du siècle dernier. On sait bien aujourd'hui que rien ne se reproduit dans le corps de l'homme et dans celui des animaux à sang rouge et chaud, à l'exception de l'épiderme, des ongles, des cheveux, des poils et des autres parties de cette enveloppe extérieure. La faculté de réparer ses pertes, précieux attribut du règne végétal ainsi que des animaux à sang blanc, est encore départie, mais à un degré plus foible, aux animaux dont le sang est rouge, mais froid. Les pates arrachées à l'écrevisse et aux crabes, repoussent en entier. Dans l'homme, les quadrupèdes et les oiseaux, la vie est trop intimement liée à l'existence de certains centres principaux, comme le cerveau et le cœur : toutes les parties existent sous une dépendance trop absolue de ces foyers communs du sentiment et de la vie, pour que la reproduction ait lieu, comme cela se voit dans les plantes et dans les animaux d'un ordre inférieur, où la vie se trouve en quelque sorte disséminée, où chaque partie de l'être vivant contient toutes les fibres, tous les vaisseaux nécessaires à son existence isolée, de manière que, séparée du tout, elle continue à vivre, à réparer, et même à produire de nouveaux êtres.

Les médecins ont été long-temps dupes d'une apparence spécieuse : cette membrane celluleuse rouge dont se couvre la surface d'une plaie qui suppure, est le résultat d'un simple développement des vaisseaux capillaires existant dans le lieu malade ; la nature a bientôt fait naître cette enveloppe protectrice qui suppure pendant un certain temps, s'affaisse, se dessèche, et devient la base de la cicatrice, tégument nouveau, plus ou moins analogue au reste de la peau. Depuis que ce mécanisme est connu, les médecins éclairés ont renoncé à l'emploi de plusieurs remèdes topiques, et se bornent à maintenir dans la plaie qui suppure, le degré d'irritation nécessaire pour qu'elle fournisse du pus de bonne qualité, et marche rapidement vers la cicatrisation.

Dans ces derniers temps, on a fait, dit-on, en Angleterre des expériences d'après lesquelles les nerfs coupés seroient capables de se reproduire. Sans doute si cette régénération est possible pour des organes aussi composés que le sont les nerfs, il faudra bien en admettre la possibilité pour tous les autres. J'ai répété sans succès ces expériences faites par Aigthon. Un cordon nerveux étant coupé, la surface de la section présente la pulpe nerveuse sortant par *expression* des petits canaux où elle est renfermée. A mesure que la plaie résultante de l'expérience suppure, le tissu cellulaire dont le nerf est environné se développe; celui qui unit ses fibres végète également, et il s'établit ainsi une intersection celluleuse, à la faveur de laquelle la continuité du nerf est en apparence rétablie; mais cette substance cellulaire est absolument imperméable au fluide nerveux, et diffère autant des nerfs que le tissu cellulaire développé entre les deux bouts d'un muscle retiré après sa coupure, est différent de la chair rouge de ce muscle.

Comment donc l'opinion que les nerfs peuvent se reproduire s'est-elle établie, et jouit-elle d'une certaine faveur? C'est que ni les auteurs de cette opinion étrange, ni ses sectateurs n'ont fait ni répété les expériences dont ils s'appuyent. Les sciences, qu'on nous pardonne cette expression, ont leurs gobe-mouches comme la politique; tels gens sont à l'affût des nouveautés, et reçoivent sans examen tout ce qui nous vient d'Allemagne ou d'Angleterre. La chose est absurde; n'importe, leur foi robuste admet jusqu'à l'impossible; c'est une des découvertes qui promettent les résultats les plus féconds et les plus lumineux! Partisans aveugles du système très-philosophique de la perfectibilité indéfinie, ils se félicitent d'être nés dans ce siècle de perfectionnemens et de lumières, ne s'apercevant pas que rien n'est plus nuisible à l'avancement réel de la science, que de semblables rêveries. Je ne vois pas ce que celui qui croit à la reproduction des nerfs, pourroit objecter, sans inconséquence, si l'on affirmoit devant lui que la jambe a repoussé sur un individu auquel on avoit coupé la cuisse. C'est bien en semblable matière que l'érudition la plus vaste vaut moins qu'une saine critique.

Les projectiles lancés par l'explosion du salpêtre ne nous blessent qu'autant qu'ils touchent immédiatement notre corps. *Le vent du boulet*, ou l'air déplacé au voisinage par un projectile de cette espèce qui, dans sa course rapide, passe très-près de nous, ne peut nous offenser en aucune manière. Il est cependant peu d'opinions plus répandues que la croyance opposée, et plus contraires aux saines lois de la physique, ainsi qu'à l'expérience. D'abord il est impossible qu'un corps aussi peu dense que l'air, avec quelque vitesse qu'on le suppose déplacé, meurtrisse nos solides; puis, n'arrive-t-il pas chaque jour qu'un boulet emporte le chapeau, le plumet, les cheveux même de nos guerriers, et respecte leur tête? Ce qui a contribué à faire naître et à perpétuer cette erreur, ce sont les énormes meurtrissures que produisent, sans plaie apparente, les boulets dont l'action est oblique et la force de projection amortie.

Il n'est pas plus vrai que les boulets blessent sans toucher, qu'il ne l'est que les balles brûlent les parties qu'elles touchent, comme on l'a cru pendant longtemps, d'après la couleur noire, les escarres des plaies d'armes à feu, et le défaut d'écoulement du sang. Cet état de leur surface tient, comme on le sait très-bien aujourd'hui, à la vivacité de la contusion, à la vélocité et à la violence avec laquelle les parties sont frappées. J'examinerois ici, si c'en étoit le lieu, certains abus de la chirurgie militaire, comme l'agrandissement des plaies d'armes à feu, pratiqué sans nécessité, par des incisions sur quelques parties du corps; l'usage abusif du séton ou mèche de linge que l'on met dans ces plaies; la ressource des amputations prodiguée à l'excès, etc. etc. etc.

Y a-t-il des secrets contre la rage? Certaines pratiques mystérieuses jouissent-elles seules du privilége d'amortir ce venin terrible? plusieurs personnes se flattent de posséder un secret aussi précieux, et se le transmettent de père en fils comme un héritage. Il n'existe pas d'autre secret, pas d'autre moyen de prévenir, et non de guérir ce mal redoutable, que de brûler ou de cautériser profondément toutes les plaies envenimées. Voilà le secret que certaines personnes se flattent de posséder exclusivement. Un honnête curé de campagne avoit la réputation d'être fort habile dans les guérisons de ce genre, et de trente lieues à la ronde on lui amenoit les hommes et les animaux mordus par des enragés. Il les guérissoit, disoit-il, par l'intercession toute-puissante de saint Pierre. Ayant réclamé mes soins pour un autre mal, je lui demandai de me rendre témoin de son traitement contre la rage. Il étoit possesseur d'une clef énorme; on la croyoit venue d'en haut; elle étoit de fer, d'un travail grossier, et remarquable seulement par sa grosseur démesurée. Le curé faisoit rougir fortement sa clef, et dans cet état d'incandescence, l'appliquoit aux morsures, qu'il cautérisoit ainsi complétement. Il devoit par-là prévenir la rage et réussissoit presque toujours. Il n'étoit pas lui-même dupe de sa recette; et aux réponses qu'il me fit, je vis bien qu'il étoit plus confiant à la puissance et aux vertus du feu, qu'à celles de l'apôtre; utiles néanmoins à invoquer dans d'autres cas.

Le scorbut et les écrouelles dépendent-ils d'un principe contagieux susceptible de se transmettre aux individus qui habitent sous le même toit? Ces maladies ne sont aucunement contagieuses, et si le scorbut, par exemple, frappe à la fois un grand nombre de personnes rassemblées, c'est que toutes sont en même temps soumises à l'influence des causes capables de le produire. C'est ainsi que des matelots, affoiblis par les fatigues d'une navigation lointaine, dans une saison constamment humide, par l'usage prolongé de mauvais alimens et d'une eau gâtée, deviennent tous à la fois scorbutiques. L'air de la mer, les alimens salés n'y contribuent en rien. Les officiers d'un équipage en ressentiroient l'influence comme les matelots; mais mieux vêtus, mieux nourris, usant d'une petite quantité de vin, et surtout n'étant pas soumis à autant de fatigues, ils échappent souvent à la maladie. Il est si vrai que les salaisons et l'air de la mer, que l'on croit chargé de sel, n'occasionnent point le scorbut, que la même maladie se développe à terre, dans les prisons, dans les hôpitaux, dans les camps, partout enfin où l'air est humide, vicié, la nourriture mal saine, peu abondante, et les fatigues excessives.

C'est de même à tort que les écrouelles sont réputées contagieuses; elles proviennent presque toujours d'un vice héréditaire. Lorsque dans une famille un enfant présente les symptômes des écrouelles, les parens effrayés cherchent bien vite à l'éloigner de leur présence, dans la vue de se préserver de la contagion ainsi que leurs autres enfans. J'ai plusieurs fois calmé des craintes aussi peu fondées, et conservé sans danger dans le sein de leur famille ces petits individus menacés de l'exil. Le chagrin qu'ils auroient conçu de cet abandon des personnes qui leur sont les plus chères, eût sans doute hâté les progrès de la maladie, car tout ce qui est propre à affoiblir y contribue puissamment. Sans parler des autres causes qui décident cette infirmité, les enfans écrouelleux abandonnés à la charité publique dans nos hospices, devenant capables, vers l'âge de six ou sept ans, de réfléchir sur leur situation, et sentant de bonne heure combien leur sort est triste, tombent dans une mélancolie qui favorise chez eux le développement de la maladie.

On commet chaque jour, dans leur régime, ainsi que dans celui des scorbutiques, des erreurs d'autant plus fâcheuses, qu'elles sont plus anciennes et appuyées sur des autorités plus respectables. A voir la surprise avec laquelle les parens reçoivent le conseil de nourrir les scorbutiques et les écrouelleux avec de la viande et du vin pur, on s'aperçoit combien elles sont profondément enracinées. Il faut cependant à ces malades affoiblis un régime capable de ranimer leurs forces languissantes, et non pas une nourriture végétale qui, sous un volume considérable, fournit avec peine aux organes une très-petite quantité de principes réparateurs. A l'Hôpital Saint-Louis, où on les traite et où on les guérit par centaines, de bons alimens, l'usage modéré du vin, un air vif et pur contribuent bien plus à leur rétablissement que cette énorme quantité de remèdes anti-scorbutiques et anti-scrophuleux, qui néanmoins sont tous tirés de la classe des spiritueux et des amers.

Les erreurs relatives au régime ainsi qu'au traitement des scrophuleux, tiennent aux idées fausses que l'on s'est longtemps formées, et que plusieurs médecins conservent encore sur la nature des écrouelles. C'est pour corriger un prétendu *vice des humeurs*, que les uns appellent *acidité*, tandis que d'autres le nomment *alkalescence*, et que le plus grand nombre le regarde comme une *acrimonie*, qu'on voit adopter l'usage des alimens et des médicamens capables de remédier à cette altération qu'aucun signe ne démontre, qu'aucune expérience, aucune analyse ne peuvent faire apercevoir. Le seul affoiblissement de la contractilité, la diminution de cette propriété vitale dans le système des vaisseaux et des glandes lymphatiques, expliquent d'une manière plus satisfaisante tous les phénomènes scrophuleux. Cette théorie, fondée sur la considération des forces vitales, s'accorde avec les résultats de l'observation pour faire sentir toute l'inutilité, je dirois presque tout le ridicule de la coutume trop générale où l'on est de faire placer un exutoire sur tous les scrophuleux. Un enfant me fut amené l'autre jour, ayant une douzaine d'engorgemens scrophuleux en pleine suppuration. Il n'étoit que *plaie des pieds à la tête*, si je puis me servir de cette locution familière aux gens du peuple. Il portoit en outre un cautère au bras gauche, et tout récemment l'on venoit de poser un vésicatoire à la cuisse droite pour suppléer, disoit-on, à l'insuffisance du premier exutoire. Au conseil que je donnai d'abord de les supprimer tous deux, la mère alarmée s'écrie que son fils est *plein d'humeurs*, et qu'il va étouffer si l'on fait ce que j'ordonne. J'eus beaucoup de peine à lui faire comprendre qu'il étoit inutile d'épuiser ainsi un petit malheureux déjà conduit au premier degré de marasme, et qui pouvoit à peine suffire à la suppuration de huit à dix ulcères qu'il portoit en diverses parties de son corps. Le médecin ordinaire, qui devoit bien connoître le tempérament du petit malade, car *il l'avoit soigné depuis son enfance*, prétendoit qu'on ne pouvoit ouvrir trop d'issues à ce *vice*, dont toutes les humeurs se trouvoient infectées, et dont il étoit indispensable de les purger.

Quoiqu'on doive faire de la proscription des exutoires un précepte général dans le traitement des écrouelles, il est néanmoins des cas particuliers qui, dans cette maladie, en réclament l'application. Ce n'est point alors contre le mal lui-même, mais contre quelqu'un de ses symptômes que ce moyen est dirigée; et la considération de la débilité qu'il augmente inévitablement, cède au besoin de combattre un accident de la maladie. C'est ainsi que l'on dissipe l'ophthalmie scrophuleuse par un séton à la nuque, et qu'on applique avec avantage un cautère au bras dans cette espèce de phthisie qui reconnoît pour cause l'atonie du système lymphatique.

Le scorbut et les écrouelles sont des maladies inhérentes à notre être, et dépendantes de circonstances auxquelles nous pouvons tous être accidentellement soumis; elles sont par conséquent fort anciennement connues, quoique le scorbut n'ait été bien étudié que par les modernes. Il est une affection dont la connoissance est bien plus récente; je veux parler de la syphilis, introduite en Europe seulement depuis la découverte du nouveau Monde.

Aucune maladie n'a donné naissance à un plus grand nombre d'erreurs; les unes sont relatives à ses modes de contagion et à sa nature; les autres concernent son traitement. Les bornes de cet ouvrage ne me permettent pas d'entrer dans leur réfutation; je ne puis me dispenser néanmoins d'indiquer les plus nuisibles. Les médecins ont pensé long-temps, et beaucoup de gens croient encore que, dans un traitement de cette nature, il est nécessaire que la salivation s'établisse pour que la guérison soit complète; rien n'est plus dangereux que cette erreur. Ce ptialisme qu'il est au-dessus du pouvoir de l'art d'arrêter, une fois qu'il est bien décidé, peut par son abondance et par sa durée, jeter les malades dans une consomption mortelle; on a d'ailleurs observé que le médicament sort trop facilement par cette voie, et que dans son passage rapide à travers le corps, il n'a pas le temps d'altérer complétement le virus. Il en est de même de certains dévoiemens et des sueurs observées sur des malades irritables, auxquels on avoit administré trop brusquement de grandes doses de mercure. Il est seulement utile que durant son usage les gencives se ramollissent, et que le malade ressente un goût cuivreux dans la bouche; on est par-là plus certain de son action.

De toutes les manières de l'administrer, la voie des frictions est la plus ancienne et la meilleure. On trouve chez les gens du monde trop de répugnance pour cette méthode. On lui préfère généralement le *sublimé corrosif*, dont l'usage intérieur peut entraîner les inconvéniens les plus fâcheux.

Plusieurs causes ont contribué à en étendre l'usage; d'abord la facilité avec laquelle il se prête aux traitemens secrets:

la quantité nécessaire pour un traitement entier, se trouve renfermée dans une petite bouteille que le malade soustrait aisément aux regards indiscrets; il le mêle à ses boissons, et le goût âcre qui en résulte, mais dont lui seul s'aperçoit, ne décèle point aux autres sa présence. Les vêtemens n'en sont point salis; il jouit de l'action la plus prompte, et en quelques jours adoucit, s'il ne fait point complétement disparoître les symptômes les plus dangereux. Enfin la commodité que l'on trouve d'en graduer les doses, a encore contribué à le faire trop généralement adopter.

C'est cependant un des poisons les plus actifs; mais nos médicamens les plus énergiques ne diffèrent des poisons que par la dose à laquelle ils sont administrés. Il produit des asthmes, des hémoptysies, des tremblemens nerveux, etc. et si de nos jours la phthisie moissonne chaque année parmi les femmes un si grand nombre de victimes, cela tient autant à l'extension abusive de l'emploi du *sublimé*, qu'au costume grec introduit parmi nous, sans les modifications que la différence du climat rendroit nécessaires. Croiroit-on que le *sublimé* est employé dans tous les établissemens publics, parce que ce procédé est plus économique? C'étoit aussi ce qui avoit engagé Van-Swieten à le proposer pour le traitement des soldats autrichiens. Il guérit néanmoins, quoique souvent il échoue, parce que son usage permettant aux malades de se livrer à leurs occupations accoutumées, ceux-ci se relâchent bientôt de la sévérité du régime, et s'exposent souvent à une nouvelle maladie avant d'être guéris de celle dont ils sont affectés.

C'est le *sublimé* qui, sous la forme d'une petite poudre blanche, constitue la partie essentielle et vraiment active de ces innombrables remèdes anti-syphilitiques. Incorporé avec différentes substances, il forme des pilules; dissous dans des liquides de diverses espèces et de toutes sortes de couleurs, il leur donne la propriété dont il jouit contre la maladie vénérienne, et, déguisé sous toutes les formes, il sera toujours l'arme la plus puissante et la plus dangereuse entre les mains des charlatans. Les précautions dont on se sert pour le masquer sont innombrables; celui-ci l'administre dans une décoction de bois sudorifiques; le goût âcre que le *sublimé* donne à la tisane décéleroit bientôt sa présence, si le malade, auquel l'empirique défend l'usage du sel de cuisine, et qu'il oblige ainsi à un régime sévère, ne soupçonnoit que cette défense cache quelque chose de mystérieux.

Les charlatans, et quelquefois même les médecins sont obligés, mais pour des raisons bien différentes, d'envelopper le mercure, lorsque son usage est indiqué, et de dérober aux malades la connoissance du remède, tant est grande la répugnance qu'il inspire au plus grand nombre. Le monde ignore que les diverses préparations mercurielles sont un des plus puissans moyens de la médecine. Ce n'est pas seulement contre l'affection syphilitique qu'on l'emploie avec avantage, comme le croit le vulgaire; des dartres rebelles, des engorgemens lymphatiques opiniâtres ne cèdent souvent qu'à ce seul remède. Prudemment employé, il est sans danger. C'est sans aucun fondement que beaucoup de gens prétendent qu'il en reste toujours dans le corps une certaine quantité; chose impossible, puisqu'au bout d'une certaine période de temps, nos solides et nos humeurs éprouvent, comme nous l'avons dit plus haut, un entier renouvellement.

L'extrême diversité des symptômes par lesquels le vice vénérien déclare son existence; les formes variées qu'il peut revêtir, l'ont fait, avec raison, considérer comme un vrai protée, dont la dangereuse nature échappe dans bien des occasions aux yeux les plus clairvoyans. Heureusement pour l'espèce humaine, on a découvert dans le mercure une arme puissante contre cet ennemi redoutable ; presque aussi varié que lui dans les diverses préparations sous lesquelles il peut être employé, ce métal le suit dans ses différentes transformations, le découvre sous ses voiles les plus obscurs, et suivant sa marche insidieuse, l'atteint, l'enchaîne et le détruit.

Le traitement de la syphilis, quoi qu'en disent les charlatans de toute espèce, se réduit presque entièrement aux diverses manières dont on peut lui appliquer ce médicament salutaire. Ne vous formez pas néanmoins de sa vertu une opinion trop exagérée. Il est des ulcères qui résistent opiniâtrément au mercure, quelle que soit la forme sous laquelle on l'administre : bien plus, il en aggrave considérablement les symptômes, si l'on s'obstine dans son emploi. Le voilà déchu de la qualité de spécifique qui lui a été si long-temps attribuée. Pour quel remède sommes-nous donc obligés de réserver cette dénomination fastueuse ?

On a dit, avec raison, qu'il n'existoit pas de spécifiques, c'est-à-dire de médicamens qui guérissent constamment une maladie donnée, dans toutes les circonstances et chez tous les individus. Le quinquina, ce remède si efficace dans les fièvres intermittentes, échoue assez fréquemment, quelque méthodique qu'ait été son application. Il est des personnes pour lesquelles l'émétique ne jouit point de sa qualité de vomitif, et se borne à produire des évacuations alvines. Il est des sujets entachés de la maladie syphilitique pour la guérison desquels il est indispensable d'unir l'opium au mercure, comme souvent il est utile d'associer le kina aux purgatifs ou aux aromates.

Voilà ce qui fera éternellement de la médecine, l'art dont l'application est la plus difficile. Elle est conjecturale, soit; en ce cas, choisissez pour conjecturer le plus juste qu'il se peut, ceux qui, par une étude approfondie de la nature humaine, par les lumières d'un esprit plus étendu, plus vif et plus pénétrant, par une raison plus ferme, et par une prudence plus consommée, peuvent donner à leurs conjectures un plus haut degré de certitude ou de probabilité. Je ne prononce point ici le mot expérience, quoiqu'il vienne se placer naturellement sous ma plume, parce qu'on en abuse journellement. Un médecin allemand, Zimermann, a composé, sur ce sujet, un ouvrage traduit en français; la véritable et la fausse expérience s'y trouvent parfaitement définies, et, en général, ce livre est trop peu répandu. L'auteur, il est vrai, tombe dans le défaut malheureusement trop commun aux écrivains de sa nation, de ne savoir pas s'arrêter; *eh! qui peut tout dire sans un mortel ennui?* (Montesquieu.) Un médecin d'hôpital, qui, pendant dix années, voit plusieurs milliers, non de malades, mais de maladies, a sûrement plus d'expérience qu'un praticien ordinaire, qui compte soixante ans d'exercice. A la vérité, des médecins d'hôpitaux y vieillissent sans s'y instruire; mais ce n'est pas sans raison que l'évangile a dit de bien des gens : *oculos habent et non vident*; d'ailleurs ces gens-là ne se rencontrent pas seulement en médecine.

Nous passerons sous silence ces écoulemens opiniâtres qui souvent proviennent chez les femmes de vices dégénérés, ainsi que toutes ces maladies dont la pudeur défend aux malades de déclarer le véritable caractère, et que l'on guérit souvent en feignant de les ignorer.

Que peuvent des applications végétales contre les horribles désorganisations qu'occasionnent le cancer et le carcinome? Un homme venu à Paris pour y réparer les torts de la fortune, s'imagine un jour qu'il possède un spécifique contre les ulcères cancéreux. Il s'adresse à l'autorité administrative; on lui indique l'hôpital Saint-Louis, comme le théâtre le plus convenable pour ses essais. Il les entreprend sous mes yeux : au bout de quelques mois de pansemens avec un cataplasme dont il faisoit mystère, et dans lequel néanmoins je découvris qu'il entroit une petite quantité d'opium, il fallut renoncer à l'expérience. Les ulcères faisoient chaque jour, malgré le topique, les ravages les plus affreux. Je lui donnai alors le conseil de s'occuper d'une maladie dont l'état et les progrès ne fussent point soumis à l'inspection des yeux. Quelques mois après, j'appris qu'il avoit choisi la goutte, maladie où l'on pourroit dire qu'on ne voit goutte, si de tous les jeux de l'esprit, les jeux de mots n'étoient les plus misérables. Le topique qu'il avoit composé consistoit en un cataplasme attractif : il soulageoit s'il ne guérissoit point radicalement les cruelles douleurs de cette maladie. Ce remède a acquis en peu de temps une vogue dont l'empirique lui-même a dû être surpris. Je ne le nommerai point, car sa recette n'a rien de dangereux; elle calme, quoiqu'elle ne guérisse point un mal incurable. L'empirique lève paisiblement sur la foiblesse et la crédulité humaines, un tribut qu'elles sont depuis longtemps accoutumées à acquitter sans répugnance (1).

Je ne puis néanmoins me refuser au plaisir de raconter à ce sujet une anecdote récente. Un goutteux bien décidé passoit pour avoir éprouvé du nouveau remède les effets les plus merveilleux. Je desirois en constater la réalité, lorsque le hasard vint m'en offrir l'occasion. Notre goutteux cheminoit péniblement : tout clopinant et trébuchant à chaque pas, poussant à tout instant des cris arrachés par la douleur, les pieds et les mains couverts de *nodus* arthritiques. Lorsque, pour le soutenir, je lui tendois une main secourable, il m'assuroit être radicalement guéri, avec un sentiment de conviction qu'il m'étoit impossible de partager. C'étoit assurément l'apôtre de l'erreur, à la fois le plus aveugle, et brûlant du plus beau zèle.

---

(1) Ce seroit ici le cas de citer l'axiome de droit, *volenti non fit injuria*, ou la sentence, *qui vult decipi decipiatur.*

C'est une erreur très-ordinaire de penser que les oculistes de profession soient seuls capables de traiter les maladies nombreuses de l'organe de la vue. Si l'on savoit que presque aucune découverte n'a été faite dans ce genre par des oculistes de profession ; qu'aucune méthode, aucun procédé opératoire n'a été inventé par eux, on commenceroit à douter. Dans les ouvrages des maîtres de l'art qui en ont embrassé la totalité, on trouve souvent des lumières que ne renferment point les traités *ex professo* les plus estimés sur les maladies des yeux, et des détails pratiques bien supérieurs à ceux que présentent certains livres populaires, tels, par exemple, que l'amas d'inepties imprimées par l'abbé Desmousseaux.

On auroit lieu de s'étonner que les inventions les plus remarquables dans le traitement des maladies des yeux, soient dues aux chirurgiens qui ont parcouru le champ de l'art dans son entier, au lieu de se borner à la culture exclusive de l'une de ses parties, si l'on ne savoit que le fonds le plus précieux de nos connoissances existe dans la comparaison que nous savons établir entre nos idées. Pour tirer des forces de son esprit le parti le plus utile, celui qui suit la carrière des sciences doit donc éviter le double écueil d'étendre ses recherches à une trop grande multitude d'objets, ou de les circonscrire dans un cercle trop borné. Si la médecine, avec tous les arts, resta dans l'enfance chez les Egyptiens, ne faut-il pas en accuser son partage entre une multitude de familles dont chacune s'adonnoit exclusivement à l'étude et au traitement d'une maladie particulière? L'état stationnaire des sciences et des arts à la Chine, n'est-il pas dû à cette coutume absurde qui condamne chaque fils à la profession de son père; de sorte que la sphère des idées de chacun se trouve invariablement limitée? Ce que nous disons ici des oculistes doit s'entendre des herniaires et des renoueurs; mais les erreurs commises par ces derniers sont trop nombreuses et trop graves pour ne point faire l'objet d'un examen particulier.

Comment s'est accrédité le préjugé que les maladies des os peuvent être fort bien traitées par des hommes à la fois dépourvus d'instruction et de lumières? Il n'en est point au contraire, comme il sera facile de s'en convaincre, qui demandent des connoissances anatomiques plus exactes, et qui exigent de la part de celui qui s'y livre, plus de soins et de dextérité.

Les maladies aiguës doivent le plus souvent être considérées comme des efforts salutaires, à l'aide desquels la nature rétablit l'équilibre détruit. Elle suscite elle-même ces troubles passagers, ces perturbations momentanées dont le résultat doit être un calme plus assuré, un mieux plus durable, et de même qu'elle les fait naître, elle les conduit par ses seules forces au but desirable, lorsque rien ne la dérange dans son libre cours. C'est ainsi que la santé renaît, par l'effet d'une fièvre inflammatoire ou d'une hémorrhagie. La médecine essentiellement expectante dans le traitement de ces affections, qui paroissent provenir des efforts d'un principe conservateur, reste le plus souvent spectatrice oisive de ces luttes orageuses qui décident de sa défaite ou de son triomphe. Rarement est-elle appelée à modérer ces efforts, et souvent c'est en vain qu'elle prétend les diriger ou les accroître. Les os sont-ils au contraire brisés ? les muscles déplacent les divers fragmens ; loin de tendre à les maintenir en place, les efforts de la nature, ou plutôt les contractions musculaires les entraînent en divers sens, et augmentent sans cesse l'étendue du déplacement. Au lieu de favoriser la guérison, la nature y met obstacle, et le chirurgien doit la combattre et en régler les mouvemens dès les premiers instans de la maladie. Pour le faire avec efficacité, il doit connoître parfaitement le nombre, la force, les points d'insertion et la direction des muscles qui s'attachent aux fragmens et tendent à les déplacer, la conformation naturelle de la partie, etc. etc.

Il résulte de ce que nous venons de dire, que non-seulement le traitement des maladies des os requiert les connoissances les plus étendues en anatomie et en mécanique; mais encore qu'il existe en nous un principe de conservation qui joue un rôle important dans toutes les maladies. Ce principe reconnu dès la plus haute antiquité, désigné par Vanhelmont sous le nom d'*archée*, et distingué par Sthal, de l'ame rationnelle, a reçu de nos jours le nom de principe vital.

Il ne faut pas entendre par ce mot un être existant par lui-même, indépendamment des actions par lesquelles il se manifeste, mais l'ensemble des propriétés et des lois qui régissent l'économie animale. Plusieurs écrivains réalisant le produit d'une simple abstraction, ont néanmoins parlé du principe vital comme de quelque chose de bien distinct du corps, comme d'un être parfaitement séparable, auquel ils ont supposé des manières de voir ou de sentir, et même prêté des intentions raisonnées. Une épine est enfoncée dans la main; une douleur vive s'y fait sentir; les humeurs affluent de toutes parts; la partie devient rouge et gonflée, toutes les propriétés vitales s'exaltent; la sensibilité est plus exquise, la contractilité plus grande, la température plus élevée. Ce surcroît de vie introduit dans la partie lésée, cet appareil qui se développe autour du corps nuisible, pour en amener l'expulsion au moyen du pus, paroissent indiquer l'existence d'un principe conservateur, veillant sans cesse à l'harmonie des fonctions, et luttant sans relâche contre les causes qui tendent à en interrompre l'exercice, et à anéantir les mouvemens vitaux. A le voir ordonner et diriger les actes de l'économie vivante, on diroit un roi qui gouverne et régit ses états. Le plus grand nombre des maladies aiguës vous offre ce spectacle, qui est vraiment un des plus intéressans que présente l'étude de l'homme malade; mais ce principe agit à l'aveugle, si l'on peut ainsi dire, et sans prévoyance, il fait le mal comme le bien, ainsi que nous venons de le voir, dans les cas où un os a été brisé en plusieurs fragmens; il en est de même dans une toux occasionnée par l'inflammation de la membrane qui tapisse les conduits aëriens du poumon; le principe se trompe évidemment, en opérant des secousses de la poitrine qui ne peuvent qu'augmenter l'irritation. Il est, en effet, impossible que ses efforts, qui deviendront utiles lorsque la membrane séparera la matière des crachats, expulsent ceux-ci, qui ne sont point encore formés dans les premiers temps de l'inflammation. Même chose s'observe dans les affections compliquées de malignité, et c'est même, comme nous le dirons, le caractère le plus essentiel de ce dernier état; mais terminons cette digression, et revenons aux maladies des os.

Il faut pour les traiter convenablement, outre des connoissances d'anatomie et de mécanique très-exactes, bien plus d'adresse que de force : la manière de remettre les luxations et les fractures, est aujourd'hui soumise aux règles les plus simples. On a renoncé à ce luxe effrayant de machines dont il est impossible de calculer sûrement la force, et de diriger convenablement l'action ; les renoueurs seuls continuent de s'en servir. J'ai vu dans mon enfance, et ce spectacle ne s'effacera jamais de ma mémoire, des renoueurs recourir au moyen suivant, dans la vue de réduire une luxation du bras, pour laquelle ils avoient employé vainement plusieurs procédés défectueux. Le malade, véritable athlète, fut lié sur un banc immobile, et retenu assis par un nombre d'hommes, sous le poids desquels il étoit comme écrasé. Un lien fut placé au-dessus du coude, sur la partie inférieure du bras démis, puis noué avec une corde attachée au treuil d'un pressoir à vendange. Douze hommes furent chargés de faire tourner la machine ; à peine eurent-ils commencé, qu'au milieu des gémissemens et des cris épouvantables du malade, la peau de l'aisselle se gerça et se déchira en plusieurs endroits. L'épaule auroit été arrachée du tronc, si les hommes chargés de retenir le patient, fussent restés sourds à ses cris; mais tous s'enfuirent, accusant les renoueurs de barbarie, et l'individu resta estropié.

C'est surtout à traiter les fractures qui n'existent point, que les renoueurs excellent; car, lorsqu'elles sont réelles, il est impossible que leur ignorance ne soit point reconnue aux horribles difformités qu'elles entraînent. Le renoueur en accuse toujours l'épanchement imaginaire du suc osseux; mais on sait bien maintenant que la difformité dépend, dans tous les cas, du rapport vicieux dans lequel les fragmens sont consolidés; qu'il n'y a pas de suc osseux qui réunisse et soude l'un à l'autre, à la manière de la colle, les bouts d'un os cassé, et qu'enfin les solutions de continuité de cette espèce se guérissent par une véritable cicatrice, à l'instar des plaies faites aux parties molles; en beaucoup plus de temps il est vrai, parce que, gênées par le sel qui durcit et solidifie ces organes, les actions vitales, dans les os, s'exécutent avec plus de lenteur.

Mais c'est principalement à relever les côtes prétendues enfoncées que le renoueur est habile. Une côte ne peut s'enfoncer, qu'autant qu'elle est brisée en plusieurs morceaux; entière, elle se courbe et cède à l'effort qui la presse; dure et élastique, elle revient sur elle-même, et reprend sa direction aussitôt que cet effort vient à cesser. C'est donc à tort que l'on torture le malade, sous le prétexte d'enfoncement des côtes.

Les bonnes femmes, dans le pays où je suis né, et dont les habitans mettent à défendre et à conserver l'erreur, la même énergie de caractère et la même ténacité, qu'ils employeroient à défendre une cause meilleure (1); les femmes du peuple, dis-je,

(1) Dans la Statistique du département de l'Ain,

relèvent chaque jour l'*estomac* qu'elles prétendent *démis*, en foulant avec les genoux la poitrine de l'homme crédule qui ressent quelques douleurs dans l'épigastre. Elles soutiennent que l'estomac est attaché au bréchet; c'est ainsi qu'elles nomment la petite pièce cartilagineuse qui termine en bas l'os large de la poitrine. Il est, selon elles, accroché comme une marmite à sa crémaillère; et c'est en conséquence d'une idée aussi absurde qu'elles se livrent à une pratique aussi ridicule. N'en voyons-nous pas tous les jours qui prétendent faire redescendre la matrice de la gorge des femmes? Elles sont trompées par cette sen-

---

pays dont la partie orientale, formée du ci-devant Bugey, renferme les petites Alpes voisines du Jura, on note la conservation d'une coutume fort ancienne et bien singulière : « Dans quelques communes, » on tâche de mettre, à l'insçu du curé, une petite » pièce de monnoie dans la bouche du défunt ». Cet usage, visiblement emprunté du paganisme, se conserve depuis au moins deux mille ans, malgré tous les efforts des ministres du culte. C'est évidemment l'obole destinée au nocher des enfers.

sation d'un spasme, connu sous le nom de boule hystérique, qui semble monter réellement de la région de la matrice vers le gosier, et menacer la femme hystérique de suffocation.

Les tendons peuvent-ils se déplacer, se chevaucher ou *tressauter*, comme dit le vulgaire, qui les prend encore pour des nerfs, ainsi que le faisoient les anatomistes eux-mêmes, lorsqu'il ne leur étoit point encore permis de disséquer des cadavres humains? Les tendons sont trop bien contenus dans leurs gaînes; ils sont fixés d'une manière trop solide pour que ce déplacement puisse avoir lieu, et qu'ils s'enlacent et *tressautent*, comme prétendent tous les renoueurs. Quelques fibres des muscles du mollet se déchirent dans un effort de la jambe; une douleur vive se fait sentir. Le repos seul, aidé de quelques calmans, eût remédié à cet accident. Un *rhabilleur* ne manque point alors de prescrire quelque emplâtre irritant et l'exercice forcé du membre. Celui-ci s'engorge, la douleur se prolonge durant plusieurs semaines, et se dissipe enfin. Le renoueur se félicite du succès de ses remèdes. *Il a fait une bien belle cure.* Le malade mesure sa reconnoissance à la longueur du traitement et à la violence des douleurs qu'il a ressenties.

Il peut arriver néanmoins que les entreprises irréfléchies du rhabilleur le plus ignare soient couronnées par le hasard. Mon respectable collègue, M. le professeur Percy, a été le témoin d'un fait qui va nous en fournir la preuve. Un homme s'étoit luxé le bras, et tous les chirurgiens du pays tentèrent vainement de le réduire. Valdajou s'y trouvoit pour lors; c'étoit dans les environs de Lunéville : on a recours à lui. Après une messe à la Vierge, où le malade et le renoueur assistèrent, celui-ci ordonne que l'on fasse boire au patient une grande écuellée de vin chaud à chaque quart-d'heure. Au bout de deux heures, il bégaye, chancelle et tombe mort ivre. La moindre traction suffit alors pour ramener l'os démis dans sa cavité, les muscles affoiblis par l'état d'ivresse, n'y mettant plus obstacle. On ne devine point pour quelle raison les chirurgiens avoient négligé d'affoiblir l'action musculaire par l'opium, les bains, la saignée et autres moyens usités en pareil cas. Un autre renoueur, formé sans doute à l'école de Valdajou, fut moins heureux que son maître, en employant sa méthode. Un homme a les côtes brisées par l'effet d'une percussion violente. Invocation religieuse à la Vierge, après laquelle le malade et le rhabilleur burent à traits pressés plusieurs pintes d'un vin généreux. Les poumons meurtris par l'effet de la contusion inséparable de la fracture, ne tardèrent pas à s'enflammer. L'empirique fit appliquer sur le côté douloureux un large emplâtre de poix de Bourgogne, et le malade mourut au quatrième jour. C'est bien aux guérisseurs de cette sorte que s'applique, avec autant de justice que de justesse, la comparaison si fréquemment employée par les détracteurs de la médecine, de l'aveugle qui, pour terminer une querelle, frappe de son bâton sur les deux contendans (1).

Dans les cas douteux, l'homme instruit et sage se renferme dans les bornes de l'expectation, ou ne hasarde que des remèdes incapables d'une action dangereuse. Dans les occasions bien plus nombreuses où le médecin reconnoît la véritable nature du mal, et voit avec précision quels rapports existent entre l'effet et la cause, le mal et le remède, il applique celui-ci avec certitude, ou du moins avec un très-haut degré de probabilité, et l'on ne peut l'accuser d'agir à l'aveugle. Voilà la raison pour laquelle les vrais médecins sourient à toutes

(1) Lorsque la fièvre et ses brûlantes crises
Ont de notre machine attaqué les ressorts,
Le corps humain est un champ clos alors,
Où la nature et le mal sont aux prises.
Il survient un aveugle, appelé médecin;
Tout au travers il frappe à l'aventure:
S'il attrape le mal, il fait un homme sain,
Et du malade un mort, s'il frappe la nature.

LEMIERRE.

les épigrammes lancées contre la médecine, et applaudissent les premiers à ces scènes où Molière a peint avec tant de vérité et de force comique les ridicules des purgons de son temps.

Négligerons-nous de blâmer hautement la pratique des renoueurs, qui ne manquent jamais, à la suite d'une entorse, de violenter, de tordre et de presser en tous sens la jointure déjà douloureuse par l'effet du tiraillement qu'elle a éprouvé, de sorte qu'ils font d'un mal léger une affection des plus graves, à cause des suites fâcheuses dont elle est susceptible ? Indiquons aussi comme très-blâmables les applications inutiles qu'ils se permettent autour d'une articulation, le genou, par exemple, dont les os sont gonflés. Il est vrai que l'on a quelquefois obtenu la résolution de ces sortes de tumeurs, en y excitant un mouvement inflammatoire. Un empirique, dont parle Fabrice d'Aquapendente, enveloppa le genou malade d'un cataplasme fait avec les feuilles écrasées de l'herbe aux gueux : *clematis vitalba*. L. Le genou s'enflamma ; le gonflement inflammatoire se termina par résolution, et le malade recouvra l'entière liberté de ses mouvemens. Une conduite aussi hardie ne doit pas servir de règle. On ne feroit, dans plusieurs cas, que rendre les progrès de la maladie plus rapides, déterminer la carie plus prompte de l'articulation, et favoriser ses ravages, car elle s'est déjà probablement emparée de l'extrémité articulaire des os.

Mais c'est s'arrêter trop long-temps sur le même objet, et tenter, sans espoir de succès, une entreprise inutile. Rhabilleurs, rebouteurs, renoueurs, médecins d'urine, commères, sorcières, possesseurs de secrets, noueurs d'aiguillette : j'entreprendrois vainement la destruction de cette tourbe parasite, née de la crédulité des hommes ; on la verroit bientôt renaître plus nombreuse, avec non moins d'ignorance et d'audace. Lorsque, brûlant d'un saint zèle, le Christ chassa les vendeurs du temple, il ne put empêcher que, le lendemain même, ses augustes parvis ne fussent souillés par ceux que la veille avoit dispersés son fouet vengeur.

CHAPITRE SIXIÈME.

Continuation du même sujet.

Est-il possible d'avaler sa langue, comme le croit généralement le vulgaire? Cet organe est tellement attaché par sa base à l'os de la mâchoire; il est si bien fixé par ses muscles à la partie postérieure du menton, qu'on en sent aisément l'impossibilité. Chacun peut s'en convaincre sur soi-même. Galien raconte cependant que deux esclaves conduits devant un empereur romain, et menacés par lui du supplice des bêtes, se suicidèrent et tombèrent morts sur la place sans proférer une seule parole. En admettant le fait, il est impossible de dire, avec Galien, qu'ils aient avalé leur langue. Ils n'ont pu mourir qu'en arrêtant volontairement la respiration. Cette fonction importante est évidemment soumise à l'empire de la volonté. Nous pouvons en accélérer et en suspendre les mouvemens, les ralentir ou les précipiter, les rendre plus forts ou plus foibles : en sorte que s'il se trouvoit un homme doué d'un courage assez stoïque pour vaincre ce sentiment d'angoisse que nous éprouvons lorsque la respiration vient à être suspendue, et résister à cet instinct conservateur qui nous porte à faire alors une forte inspiration ; il n'y a pas de doute qu'il ne parvînt à s'asphyxier volontairement. Le fait raconté par Galien me semble donc possible, bien qu'on ne puisse admettre l'explication qu'il propose; mais que des esclaves aient conservé assez de force morale pour se donner la mort par un acte de la volonté la plus ferme et la plus courageuse qu'il soit possible d'imaginer, cela seul me paroît peu vraisemblable.

Il est bien avéré aujourd'hui que le cuivre avalé ne passe point dans les entrailles à l'état de vert-de-gris, qu'ainsi une pièce de monnoie fabriquée de ce métal ne peut causer l'empoisonnement. Les humidités intestinales ne font que noircir le cuivre sans le rendre vénéneux.

Une jeune femme, d'une santé robuste, enceinte de huit mois, dîne en famille, se gorge d'alimens indigestes, et, contre son usage, prend du café avec de l'eau-de-vie, puis fait à pied un quart de lieue de chemin pour regagner son domicile. Neuf à dix heures après, elle est réveillée par des coliques atroces; elle se lève et s'habille. Les douleurs deviennent plus violentes, des convulsions se déclarent et se succèdent d'heure en heure. Des officiers de santé appelés, administrent successivement, et sans fruit, les vomitifs, la saignée. L'un d'eux tente en vain l'accouchement avec les fers, pratique l'opération césarienne, et retire un enfant mort. La malheureuse mère expire avec tous les signes d'une congestion sanguine du côté du cerveau. La cause de la mort étoit évidente; tous les accidens dépendoient visiblement d'une indigestion. Les secours de l'art imprudemment administrés, l'accouchement forcé avec le fer, l'opération césarienne que rien n'indiquoit, avoient pu contribuer à l'issue funeste d'un accident mortel par lui-même. Des bruits d'empoisonnement se répandent. Quarante-cinq jours après la mort, on exhume le cadavre; d'autres officiers de santé déclarent que la femme est morte empoisonnée, et que ses intestins renferment une grande quantité de verre pilé, réduit en poudre impalpable. L'époux désolé de cette malheureuse victime de l'ignorance, est accusé par la rumeur publique, dirigée par des misérables, d'être l'auteur de l'empoisonnement. Il est arrêté et plongé dans les cachots, où il languit plusieurs mois. On le traduit pardevant les cours criminelles. Cependant les magistrats pensent que, dans un cas aussi grave, il convient de recourir aux véritables sources de l'instruction, et de consulter l'Ecole de médecine de Paris, en lui demandant s'il existe des causes naturelles de la mort, ou bien si elle a eu lieu par empoisonnement; enfin, si le verre pilé est un poison : « C'est une opinion vulgaire et fort ancienne, répondit le savant M. Chaussier, rapporteur de la commission nommée pour l'examen de ce point important de médecine légale, que le diamant, le cristal de roche, les pierres précieuses, le verre et diverses autres substances analogues, sont les poisons les plus actifs, parce que, dit-on, ces substances étant d'une grande dureté, déchirent et percent le tissu des parties. Mais cette opinion, ainsi que les raisons sur lesquelles on l'appuie, sont des erreurs grossières que l'on répète sur la foi des autres, mais qui sont destituées de preuves et ne peuvent séduire l'homme qui sait penser ».

Il est bien prouvé par la raison et par l'expérience, que le verre en poudre très-fine ou impalpable ne peut être aucunement nuisible; en poudre plus grossière, il pourroit, si l'estomac étoit vide, agacer ses parois; mais lorsque ce viscère est rempli d'alimens, les fragmens de verre sont enveloppés par la substance alimentaire, par les mucosités que fournissent les surfaces irritées, et sont plus ou moins promptement entraînés et évacués sans accident; enfin, si les fragmens de verre introduits dans l'estomac ou dans les intestins avoient plusieurs lignes de longueur, ils pourroient s'engager dans les parois de ces organes; mais alors les accidens ne surviendroient que très-lentement, seroient annoncés par une douleur piquante bornée à la partie, et n'exciteroient point le bouleversement général que l'on a observé dans la jeune femme que l'on croyoit empoisonnée. MM. les Commissaires de l'école de médecine ne se bornèrent pas à employer le raisonnement, ils citèrent à l'appui de leur opinion les autorités les plus nombreuses et les plus respectables; mais comme l'autorité n'est pas toujours la raison, et qu'il s'agissoit de faire briller la vérité de toutes les lumières de l'évidence, pour arracher un innocent au supplice, ils firent avaler à plusieurs animaux, et prirent eux-mêmes des alimens mêlés avec une certaine quantité de verre réduit en poudre très-fine, et n'en éprouvèrent aucun inconvénient. On se doute bien que le tribunal ne résista point à des preuves aussi convaincantes, et que l'accusé fut absous.

En voilà assez pour prouver, contre le sentiment vulgaire, que le verre pilé n'est point un poison, et faire en même temps sentir que les erreurs les moins importantes au premier coup d'œil, peuvent influer non-seulement sur la santé et sur la vie, mais encore sur l'honneur, bien plus cher que la vie aux hommes réunis en société.

Les hernies ou descentes sont-elles plus communes en Provence qu'ailleurs, parce qu'on y consomme plus d'huile, et l'usage de cette substance peut-elle y donner lieu? Erreur sans fondement. Si les moines en offroient autrefois beaucoup d'exemples, cela tenoit à leurs habitudes. Ils étoient à genoux pendant une partie de l'année; or, dans cet état de génuflexion, la masse des viscères du bas-ventre pèse entièrement sur sa partie antérieure et inférieure, endroit où se trouvent précisément les ouvertures par lesquelles les viscères s'échappent dans les hernies. Ce n'est donc pas à l'usage des alimens huileux qu'elles doivent être attribuées. Elles ne sont pas plus communes en Provence que dans d'autres contrées ; on les rencontre partout où il existe une population laborieuse : elles arrivent surtout aux ouvriers robustes, lorsqu'ils tentent de lever un fardeau, ou que pour vaincre une résistance considérable, ils exercent un grand effort de la respiration. Le diaphragme fortement abaissé, déprime les entrailles qui cherchent à s'échapper par les lieux qui résistent le moins, la descente s'effectue, et les gens les plus forts y sont plus exposés que les foibles.

Nous devons exercer la censure la plus sévère contre ces misérables qui, parcourant les campagnes sous le vain prétexte de guérir radicalement les hernies, dépouillent l'homme du plus précieux attribut de la virilité : en liant le cordon spermatique près de l'anneau, par une opération sanglante, et en enlevant le testicule, après avoir fait rentrer la descente, ils procurent la formation d'une cicatrice incapable de soutenir l'effort des viscères, et de s'opposer à la formation d'une nouvelle hernie. Inutilement poursuivis par une police vigilante et rigoureuse, ils exercent encore leur pratique meurtrière dans plusieurs provinces de la France et de l'Italie. Une pression mécanique, longtemps et constamment exercée sur l'anneau, pendant les premiers temps de la vie, est seule capable de guérir radicalement les hernies. On ne doit point se confier aux emplâtres de diverses espèces, pas même au fameux remède du prieur de Cabrières, rendu public par l'ancien gouvernement. Tous les secrets qu'ont achetés de tout temps au poids de l'or, les gouvernemens abusés par de graves autorités, tels que l'emplâtre du prieur de Cabrières, la recette de mademoiselle Stéphens, pour fondre les pierres de la vessie, et mille autres qu'il seroit trop long de nommer, ne furent jamais que de grossières amorces tendues à la crédulité, et leur achat l'effet de transactions passées entre des fripons et des dupes. Il ne faut donc se fier dans les hernies, qu'à la pression mécanique constamment exercée par le bandage. Elle ne doit pas être discontinuée un seul instant. Témoin ce jeune marié, qui, pour avoir voulu se dispenser de ce moyen incommode la première nuit de ses noces, mourut victime de son imprudence.

Une femme du peuple est venue réclamer mes conseils pour un cancer du sein. Après avoir enlevé les linges dont l'ulcère étoit couvert, elle a tiré de sa poitrine une énorme pièce de veau qu'elle appliquoit immédiatement sur le mal, afin, disoit-elle, d'apaiser la faim du monstre qui la dévoroit. Cette pauvre femme, comme plusieurs de ses pareilles, voyoit dans son ulcère, un animal de l'espèce des cancres, et lui donnoit chaque jour un morceau de viande à consommer pour qu'il ne tournât point contre elle-même sa malfaisante activité; il lui coûtoit plus à nourrir que toute sa petite famille. J'eus beaucoup de peine à la faire revenir de son erreur : elle y sembloit d'autant plus attachée, qu'elle lui avoit causé plus de dépense.

Il importe de signaler ici quelques abus relatifs à l'emploi des *caustiques* dans le traitement des affections cancéreuses. Toutes les règles de leur thérapeutique sont, pour les praticiens instruits, renfermées dans ces deux mots, devenus proverbe: *seca vel blandire*, emporter le mal ou le pallier lorsque son ablation est impraticable. Mais cette extirpation, lorsqu'elle est possible, doit être le résultat d'une opération sanglante; c'est avec le fer qu'il faut attaquer ce mal affreux et n'y appliquer les caustiques que dans les cas où il suffit d'une seule ou tout au plus de deux applications pour le détruire jusque dans ses racines. Les médecins éclairés en ont même limité l'usage aux cancers superficiels de la peau, avertis par l'expérience que l'application réitérée des caustiques à des glandes cancéreuses exaspère le mal, et, détruisant seulement sa surface, lui fait jeter des racines plus profondes. Néanmoins on voit tous les jours des charlatans aussi effrontés que dangereux, couvrir hardiment une mamelle cancéreuse avec la pierre à cautère ou toute autre substance corrosive. Rien ne les arrête, ni les horribles douleurs qu'ils font éprouver à leurs victimes, ni l'effrayante rapidité de la maladie après cette application infructueuse, assurés que les malades ne mourront pas dans l'instant même de l'application, pour laquelle ils exigent un salaire payé d'avance. L'autorité de quelques anciens paroît, il est vrai, justifier leur imprudence. Trop longtemps nos prédécesseurs portèrent l'usage des caustiques jusqu'à l'abus le plus condamnable. Avant la découverte du véritable mécanisme de la circulation du sang, ils n'osoient se livrer à aucune opération qui entraînât son écoulement, et préféroient toujours les méthodes les plus cruelles, pourvu qu'elles les missent à l'abri de l'hémorragie, accident redoutable sur lequel ils manquoient de notions précises, et contre lequel ils ne possédoient, par conséquent, que des moyens peu efficaces. Maintenant au contraire que, par la ligature des vaisseaux, le chirurgien peut toujours arrêter l'écoulement du sang, on a renoncé presque entièrement aux caustiques, dont l'application, lors même qu'elle réussit, n'est jamais sans danger; car leur sphère d'activité n'est jamais si exactement déterminée qu'ils n'étendent souvent leur action plus loin qu'on ne le voudroit, en causant toujours d'extrêmes douleurs.

Entrons dans le champ immense des fièvres; nous le trouverons peuplé d'erreurs; contentons-nous de signaler les plus graves. Dans la moins dangereuse de toutes, l'inflammatoire, aucun malade ne doute qu'il n'ait le sang échauffé, enflammé, brûlé et même calciné, ignorant que la température habituelle de nos humeurs ne s'élève jamais d'une manière sensible. Si elle montoit beaucoup au-delà de trente-deux degrés, qui en est le terme ordinaire, les parties albumineuses ne manqueroient pas de se coaguler, les fluides solidifiés obstrueroient leurs propres vaisseaux, et arrêteroient le mouvement de la vie; mais une température intérieure, constante, uniforme, invariable et indépendante de celle des milieux où ils se trouvent, forme un des caractères propres aux corps vivans, et ce caractère s'observe encore dans l'état de maladie. Lors même que le malade se sent consumer par les ardeurs d'une fièvre brûlante, le thermomètre ne s'élève chez lui que d'une quantité presqu'inappréciable. C'est une erreur de la sensibilité, qui, plus vive que dans l'état de santé ou pervertie de diverses manières, ressent avec énergie les différences les plus légères, et trouve même dans cette sensation de la chaleur, des nuances propres à chaque maladie. Quelle différence sépare la chaleur douce et humide de la fièvre inflammatoire, où le malade sent ses organes comme échauffés par la vapeur qui s'éleveroit de l'eau bouillante; quelle différence existe entre cette chaleur et la chaleur sèche et brûlante de la fièvre bilieuse?

Il suit évidemment de ce que nous venons de dire, que les expressions vulgaires, *échauffer*, *rafraîchir*, n'ont aucun sens absolu et raisonnable aux yeux d'un médecin instruit. Lorsqu'un malade assure qu'il est échauffé, il veut dire qu'il est plus ou moins constipé, et a besoin d'être rafraîchi ou de prendre quelque remède qui fasse cesser l'état de constipation. Et selon la cause dont elle peut dépendre, ce remède sera tiré de la classe des fortifians ou des débilitans, des échauffans ou des rafraîchissans. De ce que les excrétions alvines ne se font point chez une personne, on ne doit pas en conclure qu'elle est échauffée. Un homme atteint d'un flux dyssentérique aigu, n'est sûrement pas rafraîchi ; ce sont au contraire les émolliens, les délayans, les *rafraîchissans*, pour nous conformer au langage vulgaire, qui, calmant l'irritation intestinale, l'inflammation, l'échauffement, diminuent la quantité et la fréquence des évacuations. Les échauffans, au contraire, les toniques, dissipent certaines constipations qui tiennent à la foiblesse. Cet état, comme le dévoiement, comme une foule de phénomènes maladifs, pouvant tenir à des causes non-seulement diverses, mais encore opposées, exige des méthodes appropriées à cette diversité de ses causes.

Nous sommes conduits à examiner l'opinion de quelques médecins, suivant lesquels il est des purgatifs qui rafraîchissent. Il n'en est assurément aucun qui soit capable de produire cet effet d'une manière immédiate. Tous les médicamens de cette classe irritent plus ou moins vivement le tube intestinal. Ceux-ci bornent leur action aux parois mêmes du canal dont ils provoquent l'action, en même temps qu'ils déterminent à son intérieur une sécrétion de mucosités plus abondantes. Ceux-là stimulent plus vivement, étendent leur action jusqu'aux glandes voisines et déterminent l'écoulement d'une certaine quantité de bile mêlée aux sucs intestinaux; mais, doux ou actifs, cathartiques ou drastiques, laxatifs, minoratifs, cholagogues, quel que soit le nom sous lequel on les désigne et la vertu qu'on leur attribue, tous guérissent en irritant plus ou moins le conduit alimentaire. Aucun ne rafraîchit immédiatement et ne calme que d'une manière consécutive, en vertu de l'affoiblissement qui suit toujours leur action.

L'usage des vomitifs est trop redouté. Il semble qu'on se rappelle encore l'arrêt du parlement, qui défendit l'introduction de l'émétique. On leur préfère généralement les purgatifs, sans faire attention que ces médicamens passent au travers de l'estomac, siége principal de la maladie, sans y produire aucun effet, et vont agir sur les intestins. L'abus des purgatifs a été poussé à un point étrange. Chirac, médecin du régent, vouloit, dans les affections bilieuses, qu'on en usât au moins tous les deux jours (1). Cet usage inconsidéré des purgatifs a long-temps caractérisé la pratique de la médecine à Paris, et malgré Molière, elle s'est perpétuée jusqu'à nos jours. Les sublimes tableaux de ce maître de la scène, tous les jours admirés avec un nouveau plaisir, n'ont converti personne ; et la race des purgons ainsi que celle des tartuffes est loin encore d'être éteinte.

Administrer un vomitif au début de la fièvre gastrique, c'est débarrasser l'estomac d'une surcharge nuisible, rendre le

(1) *Purgare saltem alternis diebus.*

cours de la maladie plus heureux et plus facile, prévenir les complications qui peuvent s'y joindre et accroître le danger; mais purger fréquemment durant son cours, c'est troubler mal-à-propos la marche de la nature, qui, d'elle-même et par ses seuls efforts, tend à la terminaison de la maladie, lorsque l'art ne vient pas la contrarier et la détourner de son but par des excitations imprudentes.

Maintenant les médecins éclairés diffèrent entièrement de ceux qu'a ridiculisés Molière; mais le peuple a conservé, par tradition, les préjugés semés par ceux-ci. Il croit encore que l'on ne peut guérir d'une maladie sans être purgé; que deux purgations sont toujours nécessaires. L'humeur, disent-ils, est mise en mouvement par la première; il en faut une seconde pour l'expulser. Telles sont les raisons dont s'appuie le pauvre que je veux, lorsqu'il est rétabli, faire sortir de l'hôpital pour le renvoyer à ses travaux; le riche, l'homme éclairé, aussi peuple que lui sur ce point, me les répète toujours avec la même assurance.

Il faut bien se garder de purger après avoir coupé, par le kina, une fièvre intermittente, simple ou maligne; il existe une telle disposition à la récidive, qu'on ne manqueroit pas de reproduire l'accès. Il est bon de noter à cette occasion l'erreur de certains médecins trop timides, qui, partageant les opinions vulgaires sur le danger du quinquina, le neutralisent presque entièrement en l'associant aux purgatifs, ou purgent prématurément lorsqu'ils ont étouffé, par son moyen, une fièvre intermittente.

Les fièvres envisagées sous le point de vue de leur traitement, se partagent naturellement en deux ordres; elles sont de bon ou de mauvais caractère, guérissent par les seules forces de la nature, ou demandent l'intervention du médecin, tendent à la guérison ou à la mort, réclament une médecine expectante, ou bien exigent toutes les ressources de la médecine la plus active. Dans celles du premier ordre, inflammatoires, gastriques et même muqueuses, la maladie marche d'elle-même à une terminaison heureuse, il faut éloigner les obstacles et non prodiguer les secours : on doit se renfermer dans les bornes d'une sage expectation. C'est ici que s'applique heureusement la maxime d'Hippocrate : *c'est souvent faire beaucoup que de ne rien faire*. Mais dans les fièvres de mauvais caractère, appelées putrides ou malignes, les propriétés les plus essentielles à la vie, sont profondément atteintes. La nature accablée, ne peut se passer de secours ; les mouvemens vitaux ont pris une tendance et une direction vicieuses ; la mort en seroit le résultat ; il faut qu'une médecine active prenne la place de la médecine expectante. La chose la plus nécessaire à un médecin, c'est de discerner de bonne heure le véritable caractère d'une maladie ; de prévoir son cours et sa terminaison future, afin de prédire l'événement avec certitude, et de se fixer d'avance sur le choix des moyens curatifs. Le praticien ignorant ou peu exercé, qui n'a pas appris à distinguer au premier coup-d'œil la nature différente des affections, ne voit dans les phénomènes dont s'accompagne une maladie, que des symptômes qu'il combat chacun par un moyen particulier, et à mesure qu'ils naissent et se présentent, sans embrasser dans son plan de traitement, l'ensemble des symptômes ou la maladie.

Ce n'est pas qu'il ne s'offre des occasions dans lesquelles cette médecine symptomatique se trouve applicable; dans une fièvre bénigne inflammatoire, par exemple, la réaction trop vive des organes de la circulation détermine-t-elle une affluence trop considérable de sang vers le cerveau? craint-on le délire ou une congestion dangereuse? une saignée prévient cette espèce d'accident dans une maladie qui, sans cela, n'exigeroit que le repos, l'abstinence des alimens solides et l'emploi des boissons délayantes. Lorsqu'une maladie s'enveloppe, à son début, d'un voile insidieux et que l'on ne peut en déterminer le vrai caractère, le médecin est forcé de combattre partiellement les symptômes à mesure qu'ils apparoissent; enfin dans le cours d'une longue maladie, ou d'une affection chronique, comme on dit, des symptômes peuvent s'offrir qui, différant de la maladie sur laquelle ils sont comme *greffés*, réclament des méthodes de traitement différentes de celles qu'on met en usage contre l'affection principale. Hors ces cas, la médecine de la maladie est toujours préférable à celle du symptôme.

Le mot fièvre n'indique pas plus un être individuel que le mot arbre ne désigne un végétal particulier. C'est néanmoins ce que croit le peuple. Donnez-moi, dit-il, un remède contre la fièvre; le charlatan vante son remède contre la fièvre, sans dire si c'est une fièvre de tel ou tel genre, de telle ou telle espèce. C'est cependant une des classes de maladies qui renferme le plus grand nombre d'individus; inflammatoires, bilieuses, pituiteuses, putrides, malignes, pestilentielles, intermittentes, quotidiennes, tierces ou quartes, sporadiques, épidémiques, etc. etc.... Mais malgré cette multitude et cette diversité, toutes se rapportent à certains ordres, dont le caractère décide la nature du traitement. Une fièvre gastrique exige l'emploi des mêmes moyens, qu'elle soit continue ou intermittente : que ses accès viennent tous les jours, tous les deux jours ou tous les trois jours; qu'elle règne épidémiquement ou qu'elle frappe un seul malade. La fièvre a été regardée par beaucoup de médecins, comme un mouvement favorable, comme un effort de la nature contre les causes qui l'oppriment, comme un combat dont le résultat doit être le rétablissement de la santé; lutte plus ou moins prolongée à laquelle tous les organes coopèrent, et où l'on voit les parties même les plus éloignées concourir à la guérison, et venir en quelque sorte à l'aide de celle qui se trouve principalement affectée. Cela est vrai, et s'observe très-facilement dans les fièvres d'un bon caractère; mais on voit le contraire dans les fièvres malignes. L'estomac, chargé de sucs dépravés, se contracte de lui-même pour s'en débarrasser; des vomissemens spontanés se déclarent; la fièvre gastrique s'allume; le trouble général qui l'accompagne, semble dirigé vers la même fin, comme si l'organe malade appeloit tous les autres à son secours pour travailler à sa délivrance. Cet ensemble de mouvemens dirigés vers le même but, et naissant des sympathies (1) qui existent entre tous nos organes, constitue le plus grand nombre des maladies.

C'est par leur moyen, c'est à la faveur

(1) Nos organes entretiennent un commerce réciproque de sentimens et d'affections, soit au moyen de leurs liens organiques, soit à la faveur des sympathies. Les rapports de ce dernier genre, ces relations inexplicables entre des organes éloignés, constituent un des principaux caractères des corps vivans; rien

de ces sortes d'insurrections organiques, (qu'on nous permette ce terme, il exprime parfaitement notre idée) que la nature lutte avec avantage contre le principe de la maladie, et l'art de les diriger et de les faire naître fournit matière aux plus beaux préceptes de la médecine-pratique. J'ai dit l'art de les diriger et de les faire naître, car tantôt il faut en accroître, d'autres fois en diminuer l'intensité et la force, dans certaines occasions les exciter, lorsque la nature, accablée sous le poids du mal, est impuissante pour réagir. Ce dernier cas constitue les maladies du plus fâcheux caractère, les plus promptement et les plus sûrement mortelles, en y joignant celles où les efforts de la nature, quoique remarquables par une certaine énergie, sont désunis, sans accord, ont

---

de semblable ne s'observe dans la nature morte et inanimée. Tout ne s'y tient que par des liens matériels et palpables; ici la chaîne est invisible, la connexion évidente, la cause occulte et l'effet apparent. (*Nouveaux Elémens de Physiologie*, tom. I.)

entre eux une incohérence qui les rend inutiles, affections dont Selle a le premier bien déterminé le caractère, en substituant à l'expression de malignes, celle d'*ataxiques*, qui peint bien le défaut d'ordre et l'irrégularité de leurs symptômes. Le mot *ataxie*, dérivé du grec, veut dire sans ordre; l'irrégularité est en effet le caractère essentiel de la malignité. Dans les maladies de ce genre, les réactions sont partielles, les efforts qu'entreprend la nature contre la cause de la maladie, sont isolés; un organe ou même un système d'organes, se consume dans ces mouvemens inutiles. Le concours de toutes les forces, l'accord entre toutes les parties manque évidemment : cependant il peut seul amener une terminaison heureuse.

Un peu de vérité fait l'erreur du vulgaire (1).

L'opinion commune sur la fièvre putride va nous en fournir la preuve. L'odeur

(1) Voltaire, *Triumvirat.*

fétide de la transpiration, et des autres matières excrémentitielles, a long-temps fait croire aux médecins qu'il y avoit putridité réelle dans cette maladie, et que la fermentation septique du sang en étoit la cause. On sait aujourd'hui que vie et putréfaction sontdeux choses qui ne peuvent exister ensemble, que le sang d'un malade atteint de fièvre putride ne diffère pas essentiellement de celui qu'on retire des vaisseaux d'un homme sain. Cependant les forces vitales étant frappées de prostration dans l'état d'adynamie, que l'on nomme putridité, les élémens constitutifs de nos solides et de nos humeurs sont plus près d'obéir à l'empire des forces chimiques, auxquelles les forces vitales les dérobent, tant qu'elles règnent dans toute leur énergie. Les loix du grand monde, les forces de la nature universelle vont, comme le disoit Hippocrate, l'emporter sur celles du petit monde, ou de la nature humaine. Ces forces opposées, entre lesquelles règne une lutte qui ne se termine qu'à la mort, se trouvent dans un tel rapport, que le corps tend à rentrer sous l'empire des lois physiques et chimiques. Les matières contenues dans le tube intestinal, l'humeur déposée à la surface de la peau, l'urine amassée dans la vessie sont dans un état voisin de la dissolution de leurs principes ou de la fermentation putride. Ce n'est point dans le domaine de la nature vivante que s'effectue ce commencement de décomposition, mais sur ses limites. Les humeurs accumulées dans leurs réservoirs frappés d'inertie, la matière de la transpiration parvenue à la surface du corps, sont en quelque sorte hors de l'influence des forces vitales; ce sont des matières étrangères, hétérogènes, et dont l'élimination se trouve presque achevée.

Combien donc étoit vaine la prétention des médecins chimistes dans l'emploi des médicamens antiseptiques ou antiputrides, qu'ils regardoient comme propres à neutraliser les effets de la putréfaction, en se combinant avec les matières dans lesquelles on la supposoit déjà existante: tous ces prétendus antiseptiques ne sont que des stimulans plus ou moins énergiques des forces vitales. Ce n'est qu'en excitant les organes dont l'action est languissante, en cherchant à les retirer de l'adynamie d'où résulte, non la putridité, mais la *putrescence*, c'est-à-dire une certaine tendance à l'établissement de la putréfaction, qu'on porte des secours efficaces. Il en est de même de l'action du plus grand nombre des médicamens internes ou topiques, tous n'agissent que par l'entremise des forces vitales sur les organes dont ils augmentent, diminuent, accélèrent, retardent, intervertissent, régularisent, éteignent ou rétablissent l'action.

Ceci me conduit à dire deux mots des orgueilleuses prétentions de la chimie moderne, lorsqu'elle entreprend de nous révéler les phénomènes de l'économie vivante, saine ou malade. Une liqueur amère, huileuse, salée, la bile se mêlant à la masse alimentaire venue de l'estomac, extrait de cette pâte grisâtre un produit blanc, laiteux, sucré. Quel rapport existe entre la nature chimique de la bile et l'extraction du chyle? Versez cette liqueur sur les alimens triturés et pétris avec le suc gastrique, dans un vase inerte, à une température de 32 degrés, rien de semblable à la chylification n'aura lieu. Quel rapport entre la semence et son produit, entre les principes du sang artériel et du cerveau, et la pensée dont ils sont les conditions nécessaires?

Avant de finir ce chapitre concernant les erreurs relatives aux fièvres et à leur traitement, il importe de signaler les préjugés généralement répandus contre l'emploi de l'écorce de kinkina, leur remède le plus efficace. Cette substance occasionne divers maux plus graves que la fièvre qu'elle fait cesser; des obstructions viscérales, des hydropisies en résultent fréquemment. Ces argumens chaque jour répétés, depuis l'introduction du kina, sont moins solides que spécieux. C'est le propre des fièvres intermittentes prolongées d'amener à leur suite l'engorgement chronique des viscères. La langueur des forces vitales dans ces sortes de fièvres est aussi la cause déterminante des hydropisies qui leur succèdent, lorsqu'au lieu d'employer le kinkina pour en abréger la durée, on s'est abstenu du secours de cette écorce ou qu'on l'a administrée d'une manière trop timide. Cela est si vrai, que déjà dans quelques contrées de l'Europe on donne avec succès le kina dans les cas d'obstructions ou d'hydropisies survenues à la suite des fièvres de long cours. Les fièvres intermittentes n'ont rien de critique et de salutaire. Ces mouvemens qui s'interrompent périodiquement ne tendent point vers un but utile; ils offrent toujours en eux-mêmes quelque chose de pernicieux; et malgré cet aphorisme d'Hippocrate si souvent cité, d'après lequel il sembleroit que l'on doit attendre le septième accès de la fièvre tierce avant de lui opposer quelque remède, j'ai toujours vu ces fièvres arrêtées sans inconvénient dès leur début, et dans l'intervalle du premier au second ou du second au troisième accès. C'est suivant cette méthode que, durant l'automne pluvieux de l'année 1808, j'ai coupé de 80 à 100 fièvres intermittentes tierces dans une espèce d'épidémie qui régnoit parmi les malades couchés dans les salles basses de l'hôpital Saint-Louis. Je n'ai jamais vu d'obstructions ni d'hydropisies en résulter, et je n'eus qu'un petit nombre de rechutes, accident familier dans ce genre de maladies. Plusieurs de mes confrères m'ont assuré qu'ils employoient avec succès le même procédé, et qu'ils n'observoient plus les obstructions si communes lorsque, trop respectueux pour l'autocratie de la nature, ils attendoient que la fièvre eût épuisé les forces des malades.

Les inflammations considérées sous le rapport de leur nature, de leurs phénomènes et de leur traitement, ne présentent pas moins d'erreurs que la classe des fièvres; et pour parler d'abord de la plus légère et de la plus commune, celle de la membrane pituitaire qui tapisse l'intérieur des fosses nasales, la dénomination de rhume de cerveau qu'on lui conserve encore, atteste l'ancienne erreur, suivant laquelle l'eau qui coule en abondance dans le commencement de cette fluxion, venoit du cerveau lui-même. On sait qu'il n'existe aucune communication entre cet organe et les parties extérieures; que les trous dont le crâne est percé à sa base, sont hermétiquement bouchés par les vaisseaux et par les nerfs nombreux qui passent du dehors au dedans, ou du dedans au dehors; que les douleurs ressenties dans la région du front, durant l'enchifrenement ou rhume de cerveau, sont dues à ce que l'inflammation de la pituitaire se propage aux sinus frontaux creusés dans l'épaisseur des os de cette partie. Nouvel exemple de l'influence des mots sur les idées: combien importe-t-il donc de parler juste pour penser juste? une erreur se conserve depuis des milliers d'années, appuyée seulement sur une expression vicieuse.

Le terme de catharre donne lieu à une erreur analogue. Le plus grand nombre des médecins considère les affections catharrales comme constituant des maladies *sui generis* tout-à-fait distinctes des affections inflammatoires. Ce ne sont cependant que des phlegmasies, et si les phénomènes de l'inflammation catharrale présentent quelques caractères spécifiques, cela tient uniquement à la nature du tissu enflammé. Les membranes muqueuses, siége essentiel de l'inflammation dite catharrale, ayant une structure propre et les propriétés vitales dans ces membranes étant différentes de ce qu'elles sont dans les os, le tissu cellulaire et les autres organes d'une autre structure, les phénomènes de l'inflammation s'y trouvent nécessairement modifiés. Cependant la maladie ne cesse pas d'appartenir à la grande classe des affections inflammatoires. On entend néanmoins chaque jour des médecins qui ne sont pas dépourvus d'instruction et de savoir, parler de l'angine catharrale comme d'une maladie qui ne ressemble point à l'angine inflammatoire, distinguer la dyssenterie catharrale de la dyssenterie inflammatoire. Ces affections sont aiguës ou chroniques; l'inflammation est plus forte, ou plus foible, se borne à la membrane muqueuse primitivement affectée, ou s'étend aux tissus voisins, provient de causes qui peuvent varier; mais la maladie n'est cependant primitivement et essentiellement qu'un catharre, c'est-à-dire l'inflammation d'une membrane muqueuse. Dans le temps où, fidèles à la vieille doctrine des quatre humeurs du corps humain, correspondantes aux quatre élémens de la nature, les médecins croyoient que l'altération de chacune de ces humeurs devoit déterminer des maladies différentes, il étoit tout simple de voir les catharres engendrés par la pituite, tandis que l'inflammation étoit au contraire dans le sang ; mais personne ne doute aujourd'hui que la doctrine des quatre humeurs ne soit aussi fausse en médecine, qu'en physique celle des quatre élémens, et qu'elle ne soit également insoutenable. « Mais il faut des siècles pour » détruire une opinion populaire » (1).

Il est une inflammation à laquelle les ouvriers et les gens du peuple sont principalement exposés, et qui entraîne souvent à sa suite les mutilations les plus fâcheuses : c'est le panaris des doigts ; bien différent des autres inflammations extérieures par la nature des parties qu'il affecte, le panaris ne veut point qu'on attende pour l'ouvrir l'époque de la maturité. Si l'on diffère jusqu'à ce que du pus soit formé, et que l'on applique des relâchans sur le doigt malade, la douleur dépendante de la pression mécanique des nerfs et de l'obstacle qu'apporte au gonflement inflammatoire la structure dense

(1) Voltaire, *Dictionn. philosoph.* art. *Opinions*.

et serrée des doigts, la douleur, dis-je, va toujours en croissant, et se prolonge le long des cordons nerveux; l'enflure s'étend à la paume de la main; l'avant-bras, le bras et l'aisselle elle-même y participent bientôt; d'énormes suppurations en sont la suite; la gangrène enfin peut s'établir, s'étendre avec l'inflammation, et faire périr les malades. Dans les cas moins graves, après plusieurs jours d'insomnie, de fièvre et de douleurs intolérables, que les chirurgiens ont coutume de désigner par le terme barbare de douleurs *pertérébrantes*, le pus se forme, la peau se déchire, et dans le fond de l'abcès on voit les tendons des doigts s'exfolier, se détruire et se détacher par lambeaux, de manière que la partie reste désormais roide et sans mouvement, fléchie, si c'est le tendon extenseur qui a été détruit, étendue, si c'est celui des fléchisseurs.

Il faut attaquer le panaris aussitôt qu'il se déclare, l'étouffer s'il se peut dès son origine, et lorsqu'on échoue dans cette tentative, faire avorter l'inflammation déjà développée par l'incision du doigt gonflé. Il ne sort que du sang; mais ce moyen perturbateur empêche la suppuration de s'établir, de mettre les tendons à découvert, dénudation qui seroit inévitablement suivie de leur destruction, et par conséquent de l'immobilité de la partie. On suit la même marche dans les abcès provenans de la crevasse de l'urètre ou du rectum; on les ouvre prématurément à l'instant où ils se montrent, et avant que du pus ne s'y forme, de peur que le passage dans les graisses voisines d'une trop grande quantité d'urines ou de matières fécales, n'occasionne des ravages mortels.

Parmi les inflammations et les erreurs dont elles sont l'objet et la cause, la petite-vérole et la vaccine méritent spécialement de nous occuper. Toutes deux sont des maladies inconnues aux anciens, et c'est une des choses les plus curieuses pour l'observateur, que cette apparition de maladies nouvelles pour l'espèce humaine, dont cependant la nature physique ne change point. La petite-vérole paroît s'être d'abord développée parmi les Arabes, et Rhazès, médecin du neuvième siècle, en a donné le premier une bonne description. Au dix-huitième, Jenner découvre, en Angleterre, un préservatif assuré contre elle, et l'on doit espérer que la pratique de la vaccine, généralement répandue, parviendra à l'éteindre complétement. La destruction de l'un des maux nombreux auxquels notre espèce est sujette, est un des plus grands services qu'elle puisse recevoir. C'est ainsi, sans doute, que l'a pensé le parlement d'Angleterre, lorsqu'au nom de la nation et de l'humanité, il a décerné à l'illustre auteur de la découverte de la vaccine, des récompenses dignes à la fois de l'inventeur et du peuple éclairé qui lui rendoit cet éclatant hommage.

Le système des compensations peut être défendu pour ce qui regarde les maladies nouvelles. Les anciens ne connoissoient ni la syphilis ni la petite-vérole; mais ils avoient la lèpre, qui nous est inconnue, et la vaccine va bientôt faire disparoître la variole. L'inoculation avoit déjà été heureusement inventée pour en diminuer les ravages et le danger. Rappellerai-je ici la première décision de la Sorbonne, et l'arrêt du parlement de Paris, sur l'inoculation? Quoi de plus absurde que de voir des théologiens et des légistes, s'immiscer dans de semblables questions, et vouloir les résoudre! Le parlement auroit dû s'imposer plus de réserve, et se rappeler combien ses entreprises en ce genre avoient été malheureuses. Ses arrêts rendus contre l'émétique et le quinquina étoient cassés depuis long-temps par le bon sens et par l'expérience. On décida que l'*inoculation devoit être tolérée.* Quelle heureuse différence de temps et de mœurs! La vaccine n'est pas seulement tolérée, mais encouragée. Les gouvernemens de tous les pays s'empressent à l'envi de la propager et de la répandre. Il est vrai qu'à des efforts si louables et si unanimes, la multitude oppose la masse de ses préjugés, et, de plus, cette force d'inertie si difficile à vaincre, que l'erreur met presque toujours en usage. Chaque moment voit éclore des écrits en faveur de la vaccine. L'expérience déjà faite depuis quinze années, sur plusieurs milliers d'individus, prouve qu'elle est sans danger, et qu'elle jouit complétement de la vertu préservative. Aucun fait avéré, quoi qu'aient avancé l'ignorance et la mauvaise foi, n'inspire des doutes sur ces heureux résultats. On pourroit dire aux auteurs qui s'occupent de la vaccine, et publient sur cet intéressant sujet des traités (1), des dissertations, des recueils, des manuels, et jusqu'à des catéchismes, qui répandent ainsi l'ins-

(1) On doit placer au premier rang des nombreux écrits publiés sur la vaccine, l'ouvrage du docteur Husson, médecin de l'Hôtel-Dieu et de l'hospice de Vaccination. Plusieurs éditions successives sont des gages assurés de son mérite et de son succès.

truction sous toutes les formes, et la font pénétrer dans tous les lieux, que la matière est épuisée, si l'on ne se rappeloit le mot si vrai de Voltaire : *On se plaint que je me répète, je me répéterai jusqu'à ce qu'on se corrige.*

Comme celles de l'hydre affreuse qui habitoit les marais de Lerne, les cent têtes de l'erreur renaissent et se reproduisent avec une effrayante activité : il faudroit, pour les détruire, la force plus qu'humaine du fils de Jupiter et d'Alcmène. Redites mille fois aux hommes, répétez-leur jusqu'au dégoût que l'inoculation de la vaccine n'introduit aucun germe fâcheux dans la masse de nos humeurs, que cette incommodité ne mérite presque pas le nom de maladie, qu'il est sans exemple qu'un individu vacciné ait eu la petite-vérole, qu'une expérience de quinze années, faite sur plusieurs centaines de mille individus, en tous les lieux de la terre, et dans les circonstances les plus variées, n'a pas démenti une seule fois ces résultats; vous en serez moins écoutés que si vous leur montriez une route certaine pour gagner la plus petite somme. Annoncez à l'un d'entr'eux une semblable découverte, vous les verrez tous se précipiter et montrer une ardeur égale à l'indifférence avec laquelle ils reçoivent l'inestimable bienfait de la vaccine.

Le curé Massay vouloit persuader à ses paroissiens que l'inoculation étoit *une invention diabolique. La chose est si véritable*, ajoutoit-il, *que le diable a autrefois greffé sur Job la petite-vérole confluente.* Ministres actuels de la religion, la Sorbonne a décidé *que ce qui pouvoit être utile aux hommes ne pouvoit offenser Dieu :* Enseignez au peuple, du haut de la chaire de la vérité, une des vérités les plus utiles à sa conservation. Les médecins, en travaillant à extirper une des maladies les plus redoutables, s'efforcent de borner l'étendue de leur domaine, hélas! trop vaste; réunissez vos efforts à ces tentatives généreuses; imitez un gouvernement qui emploie au même but les moyens puissans dont il dispose ; ce but sera atteint et vous aurez bien mérité de l'humanité.

Les dyssenteries, qui, comme l'a très-bien vu Stoll, jettent les malades dans un profond épuisement, d'où résulte la fièvre putride, ravagent épidémiquement les camps et les armées. Plusieurs milliers de soldats se trouvent à la fois atteints de cette maladie. Elle n'est cependant point contagieuse, comme on le croit communément. Tous sont exposés à l'influence des mêmes causes, se nourrissent de mauvais alimens, endurent forcément de longs jeûnes, sont exposés à l'air frais et humide des nuits, et essuient des fatigues excessives ; il n'est donc point étonnant que tous soient attaqués en même temps d'une maladie qui n'est pas plus contagieuse que le tétanos, accident redoutable des plaies, qui, après une bataille sanglante, coûte souvent la vie à plusieurs centaines de blessés dans la même semaine.

Les soldats s'imaginent que le meilleur remède contre la dyssenterie, consiste en un grand verre d'eau-de-vie ou de vin chaud et sucré. Ce tonique réussit, il est vrai, dans les flux séreux dépendans de la foiblesse, mais cause souvent la mort par la gangrène des intestins dans la véritable dyssenterie. Le soldat croit suivre la voie de l'expérience; il meurt pour n'avoir pas su distinguer ces deux états si différens. Il en est de même lorsqu'une douleur de côté le tourmente et gêne sa respiration; il avale du vin ou de l'eau-de-vie en abondance, et se met au lit. Est-ce une douleur rhumatique ? Le remède réussit en favorisant la transpiration. Est-ce une pleurésie ? le mal ne fait qu'empirer. Rien n'est en effet plus propre à accroître l'intensité de l'inflammation. Cependant il a vu son camarade, malade d'un point de côté, s'en délivrer heureusement en buvant une pinte d'eau-de-vie, il s'étonne de n'en pas ressentir un effet aussi favorable. A-t-il une inflammation du canal de l'urètre, dans l'état d'érection et de la douleur la plus forte, il tord et violente la partie malade. Du sang s'écoule en abondance, il éprouve de cette évacuation un soulagement momentané. Cependant le canal est déchiré, un ulcère s'établit dans l'endroit qui a éprouvé la torsion, et, outre la syphilis, qu'il gagne infailliblement par cette imprudence, il demeure désormais exposé aux accidens dépendans de la rétention des urines.

Les médecins qui restent étrangers aux progrès de la science, continuent seuls à regarder les bains froids, la saignée, l'ellébore, les voies de contrainte et de rigueur comme les remèdes les plus puissans et les plus efficaces pour la guérison de la manie; il est bien reconnu néanmoins que le traitement moral leur est de beaucoup préférable; qu'il faut éloigner l'aliéné des causes de son délire, entrer dans l'ordre de ses idées, et l'amener peu à peu à en sentir la fausseté. L'art doit beaucoup sous ce point de vue, aux travaux du professeur Pinel. Il a heureusement réalisé, pour l'histoire et le traitement de la manie, le souhait du vieillard de Cos, faire entrer la philosophie dans la médecine, et la médecine dans la philosophie.

Un pauvre maçon se croit possédé, il vient conjurer Pouteau de le délivrer de son mal. Après avoir inutilement mis en usage toute sa logique auprès de cet homme, le médecin lui ordonne de se coucher à terre, du ton le plus imposant, et saisissant une touffe de cheveux au sommet de la tête, il l'arrache avec force; le maçon jette un cri de douleur, se relève et s'en va bien guéri. Un autre homme croyait avoir un morceau de viande suspendu au bout de son nez; tourmenté de cette vision, il consulte heureusement un médecin qui, loin de contrarier ses folles idées, feint de les adopter, propose l'extirpation de l'excroissance, la simule et guérit le malade imaginaire. Pourquoi Pascal, hypocondriaque et fou, ne trouvat-il point un médecin qui tentât de combler l'abîme ouvert sans cesse aux yeux de son imagination délirante? Les idées fixes sont, comme on l'a dit, la cause la plus fréquente de la manie. Se complaire et s'arrêter trop long-temps à une même idée, est le plus sûr moyen de perdre la raison; et lorsque Newton, par la force d'une attention constante et soutenue, découvroit les lois de la gravitation, et atteignoit ces vérites sublimes, il n'étoit pas loin de l'aliénation: *nunquam magnum ingenium sine mixturâ dementiæ*, a dit Sénèque. Rien ne paroîtra plus plausible, si, comme Buffon, l'on fait consister le génie dans la faculté d'arrêter long-temps et fortement son attention sur le même objet. Combien de mécaniciens ont perdu le jugement en poursuivant la chimère du mouvement perpétuel, combien de chimistes en essayant de découvrir la pierre philosophale, combien de géomètres, en cherchant vainement la quadrature du cercle, combien d'amans, dans la contemplation trop assidue des charmes de leur maîtresse? Faire succéder une idée à une autre idée, les rectifier en les comparant les unes aux autres, est aussi nécessaire à la santé de l'esprit, qu'un air pur, de bons alimens et l'exercice le sont à celle du corps. Je suis dans l'usage de conseiller aux personnes préoccupées d'une seule idée, de se livrer à un travail qui les oblige à les varier; par exemple, de conduire elles-mêmes un cabriolet dans les rues de Paris les plus fréquentées. Il est impossible que l'idée dominante ne soit point éloignée, au moins pour quelques heures, lorsque l'on court à chaque instant des dangers où l'existence d'autrui se trouve compromise ainsi que la nôtre. Les gens riches, en Angleterre, évitent le *splen* dont ils sont menacés, en tenant la place de leurs cochers plusieurs heures chaque jour dans les rues de Londres. Le célèbre tragique Alfiéri nous apprend, dans les mémoires de sa vie, que, consumé par l'ennui le plus profond, il ne le rendoit supportable que par cette espèce d'exercice.

M. C***, homme d'un esprit au-dessus de la portée commune, et d'un caractère prononcé, conçoit de vives inquiétudes; la crainte de perdre l'objet de son amour s'empare de son imagination exaltée; il est pris tout-à-coup d'une fièvre maligne. Bien convaincu qu'il devoit à tout prix combattre l'idée dominante, il cherchoit à l'éloigner par la lecture assidue des ouvrages les plus attachans. Les livres sérieux réussissoient seuls à le fixer, et tel étoit sur lui l'empire des idées habituelles, qu'il étoit obligé de se faire lire par ses amis les ouvrages latins les plus difficiles à traduire, tels que les odes d'Horace et l'historien Tacite. A l'intérêt du sujet, il falloit joindre les difficultés de la langue; cela seul pouvoit maîtriser l'imagination qui a présenté une augmentation remarquable d'activité tout le temps qu'ont duré la maladie et la convalescence.

J'entends crier au scandale les partisans de Mesmer, lorsqu'ils liront ici que le mesmérisme est une des erreurs qui ont eu le plus d'éclat dans le dernier siècle. Les merveilles du magnétisme animal méritent, dans l'histoire de l'esprit humain, d'être placées à côté des miracles du diacre Pâris, tous relatés dans le volume *in-quarto* dont un conseiller au parlement fit hommage à Louis XV. Il y avoit alors en France un besoin universel de se passionner pour des choses nouvelles, esprit d'agitation et d'inquiétude dans lequel les gens sensés voyoient les signes avant-coureurs d'une révolution politique. C'est parmi les femmes et les gens du monde que Mesmer cherchoit et trouvoit des dupes et des adeptes; quelques médecins indignes de ce nom crurent voir dans cette chimère un chemin assuré pour arriver à la fortune, et s'empressèrent d'en grossir le nombre. Mais toutes les personnes instruites se moquèrent du succès de cette expérience faite sur la crédulité des hommes.

Quelques personnes ont vainement essayé, dans ces derniers temps, de donner quelque vogue à ces opinions justement oubliées. Un médecin de Lyon (1) raconte sérieusement que l'on peut voir, entendre, flairer et goûter par le creux de l'estomac et le bout des doigts. Une jeune dame sur laquelle il dit avoir vu tout cela, voyoit l'intérieur de son propre corps, devinoit ce que contenoit la poche ou la bourse des personnes qui se trouvoient auprès d'elle, découvroit leur pensée et faisoit une multitude d'autres choses tout aussi vraisemblables. « Je ne croirai à un miracle, disoit Voltaire, que lorsqu'il se sera opéré en plein midi, devant l'académie des sciences ou la société royale de Londres, assistées d'un régiment aux Gardes pour écarter la foule des fanatiques et des imbéciles ». C'est bien en telle ma-

(1) Petetin, *De l'Electricité animale*, 1 vol. *in*-8. *Lyon*, 1808.

tière qu'il faut s'en tenir à cette sage maxime du président Dupaty : « Entre des hommes qui disent telle chose est, et la nature qui dit telle chose n'est pas, il faut en croire la nature » (1).

Je connois peu d'erreurs plus universellement admises que celle des *laits répandus;* c'est surtout en ce genre que beaucoup de médecins sont peuple. Ils croyent, comme lui, que les maladies laiteuses dépendent du transport du lait sur divers organes, et accusent cette humeur si douce des ravages les plus affreux. Lorsqu'à la suite d'un accouchement laborieux, la matrice irritée s'enflamme, le bas-ventre tout entier participe bientôt à cette inflammation ; il devient dur, tendu et douloureux. Les mamelles, vers lesquelles les humeurs s'étoient d'abord dirigées, s'affaissent, la femme succombe, et à l'ouverture du cadavre, l'on trouve

(1) Mémoire en faveur de sept hommes condamnés à la roue par le parlement de Metz.

le bas-ventre plein d'une eau dans laquelle nagent des flocons semblables à du blanc d'œufs durcis. On croit voir alors le lait lui-même venu des mamelles; mais l'homme instruit ne s'en laisse point imposer par cette fausse apparence, et reconnoît dans l'eau dont le bas-ventre est plein, la sérosité qui mouille habituellement la membrane dont il est tapissé; cette sérosité est épaisse et blanchâtre, parce qu'elle a été séparée, durant l'inflammation de cette membrane.

C'est une chose affligeante que de voir dans quelles erreurs des opinions faites à l'avance peuvent entraîner les meilleurs esprits. Selle, habile médecin de Berlin, va jusqu'à dire qu'on auroit pu faire un fromage du lait caillé qu'il trouva répandu dans le bas-ventre d'une femme nouvellement accouchée, et morte de la fièvre puerpérale.

L'affaissement des mamelles a surtout contribué à répandre l'erreur. On n'a pas vu que la sécrétion du lait doit être interrompue dans ses glandes, du moment où une irritation plus vive se développe du côté de la matrice, en conséquence de cette loi de l'économie animale, suivant laquelle deux irritations un peu fortes, deux douleurs ne peuvent exister à la fois.

Cet écoulement sanieux, composé de mucosités sanguinolentes et d'humeurs séreuses, que l'on nomme *lochies*, et qui continue plusieurs jours après l'accouchement terminé, est regardé comme un écoulement laiteux par toutes les femmes. Ce sont tout simplement les organes de la génération qui se dégorgent, et se remettent en quelque manière du travail de la grossesse; comme les femmes qui n'allaitent point ont en général un écoulement plus abondant et plus prolongé, elles ne manquent pas de dire que le lait, au lieu de se porter au sein, s'en va par cette route. Il est vrai que la nature, qui a tout disposé pour l'établissement de la sécrétion du lait après la naissance de l'enfant, évacue par les lochies les matériaux qui y eussent été employés, et qui se trouvent surabondans du moment que ses vues ne sont point remplies. On voit fréquemment les femmes imputer au lait toutes les douleurs qu'elles éprouvent. Elles trouvent souvent des médecins tellement ignorans, que j'en ai vu traiter des maux de cette espèce sur des hommes, et sur des jeunes filles qui sûrement étoient vierges.

Il en est de même des *gales rentrées ;* rien n'est plus commun que les malades qui s'en prennent à cette cause de tous les maux qu'ils éprouvent. Les charlatans ne manquent pas de les fortifier dans cette erreur. Tel d'entre eux soutient que tout mal vient de là ; et si vous n'avez point eu la gale, que lui importe, votre père en a été atteint, vous aurez couché dans des draps qui en étoient infectés, et vous en aurez reçu le germe à votre insçu ; d'ailleurs vous reste-t-il quelques doutes ? il a une eau qui vous fera paroître des boutons nombreux à la peau, si vous voulez vous en laver durant quelques jours. Cet effet est immanquable de la part de tout irritant qu'on y applique. Cependant l'empirique obtient un grand crédit, mille voix se fatiguent à chanter ses louanges. Il a semé dans le champ de l'erreur, certain de recueillir une moisson abondante. On voit aujourd'hui beaucoup de gens se plaindre d'une gale rentrée; la mode étend son empire jusque sur les maladies. Le Vasseur raconte dans son Histoire de Louis XIII, que ce Monarque ayant cru être attaqué de vapeurs, tous les courtisans, jusqu'aux bourgeois même, s'en disoient malades (1). Lorsque Louis XIV avoit une fistule au fondement, tous les courtisans s'en prétendoient atteints, et Dionis, chirurgien de ce temps-

(1) C'est surtout pour l'emploi de tel ou tel remède que son influence est puissante. L'émétique, l'antimoine, le kina, la saignée ont été tour à tour d'un usage général. Une dame consulta Bouvard sur le desir qu'elle avoit d'user d'un remède alors à la mode. *Hâtez-vous de le prendre pendant qu'il guérit*, lui répondit le caustique docteur.

là, en plaisante avec bonhomie. Plusieurs d'entre eux alloient même jusqu'à vouloir se faire opérer d'une fistule imaginaire. Les Mémoires de Saint-Simon nous apprennent qu'ils ne manquoient pas de se purger les jours fixes où, chaque mois, le monarque prenoit médecine; et cependant Molière livroit les purgons à la risée du peuple et des grands sur la scène comique. Mais quel étoit le plus plaisant, du médecin, qui tous les mois, exerçoit cette tyrannie ridicule sur son malade, ou du grand roi qui se soumettoit sans murmure à ses ordonnances?

La gale ne dépend point d'un virus particulier, quoique les dangers de sa répercussion soient certains. La peau d'un galeux peut être comparée à un vaste vésicatoire dont la suppression subite seroit nuisible, par le transport des humeurs qui se feroit brusquement du dehors au-dedans, et d'où naîtroient diverses espèces de consomptions, de phthisies et de difficultés de respirer, comme j'ai eu fréquemment occasion de le vérifier dans la pratique de l'hôpital Saint-Louis, où l'on traite chaque année un si grand nombre de galeux.

C'est là que j'ai pu m'instruire d'un autre préjugé très-répandu. Toutes les personnes qui ont la jaunisse, ont la plus grande confiance à l'eau de carotte jaune, et lorsque j'y substitue une tisane plus laxative, ils se procurent en cachette de l'eau de carotte, et ne manquent jamais de lui attribuer leur guérison. Ils sont persuadés qu'il existe un rapport mystérieux entre la maladie et le remède qu'ils emploient, il y a analogie de couleur, et *similes similibus gaudent*, me disoit l'un d'entre eux.

Rien de plus difficile dans le monde que de persuader d'appliquer un cautère aux malades qui en ont le besoin le plus urgent. Les femmes montrent surtout pour ce moyen la répugnance la plus décidée. On s'imagine que le cautère une fois établi, on sera obligé de l'entretenir pendant le reste de sa vie; c'est pourquoi on préfère de beaucoup un vésicatoire, qui peut, dit-on, se déplacer et s'enlever à volonté. Cependant le vésicatoire irrite comme le cautère; plus douloureux que lui, il entraîne un écoulement plus considérable de liquides. Le danger de supprimer un exutoire quelconque tient à l'habitude que contracte l'économie, de se débarrasser par cette voie d'une certaine quantité d'humeurs; il sera donc aussi grand, et plus grand encore pour le vésicatoire que pour le cautère. D'ailleurs le vésicatoire ne peut remplacer ce dernier dans beaucoup de cas. La sécrétion séreuse et puriforme qu'il détermine à la peau, n'a point les effets du pus qui s'écoule du petit ulcère établi par les caustiques. On peut déplacer et supprimer tout cautère, lorsque l'indication pour laquelle on l'avoit mis n'existe plus. Cette suppression est aussi facile que celle d'un vésicatoire, moyennant les précautions convenables.

Existe-t-il d'utiles erreurs ? Je ne croirai jamais qu'il soit avantageux à quelqu'un d'être trompé ; cela peut être profitable à l'auteur de la tromperie, mais les erreurs s'engendrent en quelque sorte les unes et les autres, et produisent toujours une filiation nombreuse. D'une erreur peu importante en théorie naît l'erreur la plus grave en pratique : en voici un exemple. On croit que les noyés perdent la vie, parce qu'une grande quantité d'eau a pénétré dans leurs poumons, et les a suffoqués ; cependant aucune goutte du liquide n'entre dans les voies de l'air ; le resserrement de leur ouverture, appelée *glotte*, s'y oppose au moment où la personne se noie ; et c'est seulement plusieurs heures après, lorsque le cadavre est complètement inanimé, que cette ouverture permet à l'eau de s'y introduire. Sur cette erreur, en apparence indifférente, est fondée la pratique dangereuse de suspendre le noyé par les pieds, pour lui faire rendre l'eau qu'il a avalée. Dans cet état, le sang descend et se porte sur le cerveau, de manière que, si le noyé n'est point complètement mort par l'effet de la submersion, il périt apoplectique.

Il est des maladies qu'au grand étonnement du vulgaire la médecine traite et guérit par des moyens tout opposés, et non-seulement différens, mais contraires. La colique de plomb, ou des peintres, par exemple, étoit traitée avec succès par Tronchin, avec des purgatifs irritans, et non moins heureusement par Bordeu, avec les relâchans et les délayans. Tous deux réussissoient, le premier sans doute en réveillant l'action des intestins, engourdis et stupéfiés par l'action du plomb; le second en diminuant l'irritation qu'avoit causée l'influence du métal. C'est cependant à cette occasion que les détracteurs de la médecine triomphent, et l'accusent hautement de contradiction. On traite le rhumatisme et plusieurs autres maladies, par des saignées ou par des vésicatoires, par des calmans ou par des irritans, suivant que l'affection est aiguë ou chronique.

Une erreur très-nuisible, c'est d'accorder une confiance trop entière à certains adages devenus des règles invariables de pratique. Il faut, par exemple, appliquer les vésicatoires au lieu souffrant, *loco dolenti*. Ceci est généralement vrai ; cependant j'ai vu l'observation trop scrupuleuse de ce précepte suivie des événemens les plus funestes, dans la circonstance que voici. Un malade qui éprouve une grande suppuration vient-il à se gorger d'alimens, l'estomac devient tout-à-coup douloureux, il est le centre d'une action et d'une irritation supérieures à celles qui existent dans l'ulcère ; la suppuration s'arrête, les humeurs se portent vers l'organe affecté ; et, comme par sa nature il est peu propre à se prêter à cette fluxion, le poumon, sympathiquement irrité, les reçoit ; une difficulté de respirer se déclare, et devient suffocative en peu d'heures. L'étouffement est encore plus prompt et plus certain, si l'on applique le vésicatoire sur le point de côté douloureux, au lieu de le placer sur l'ulcère, et de rappeler ainsi la suppuration dont la source est tarie.

Les hommes les plus robustes et les moins sujets aux maladies sont frappés par les plus dangereuses; le péril tient, chez eux, à la vivacité et à la force des réactions, et ensuite à la longue résistance qu'ils ont opposée. Qu'un athlète soit saisi par la brusque impression d'un air froid, et atteint de péripneumonie; l'inflammation s'établit d'une manière si prompte et si vive, qu'en peu d'heures les poumons sont entièrement envahis, leur tissu délicat est déchiré par l'affluence trop brusque du sang que le malade crache par flots; le combat que la nature livre à la cause de la maladie, détruit l'organe essentiel qui en est le champ. Chez un individu plus foible la réaction est moins vive, le poumon n'est entrepris que partiellement, et le cas n'est point mortel. Aussi a-t-on fait des dissertations pour prouver qu'une constitution foible étoit préférable à un tempérament robuste. Ce paradoxe me semble impossible à soutenir; car qui ne préféreroit les maladies les plus graves à cette succession de petites incommodités qui font de la vie entière une longue maladie?

Grâces aux progrès de la philosophie et des sciences exactes, nous n'avons point à combattre ici les erreurs dont l'Astrologie infecta long-temps la médecine humaine; et, quoique les Almanachs faits par le peuple disent encore qu'il est *bon de purger, bon de saigner, bon de couper les cheveux et les ongles* pendant les mois où le soleil est entré dans tel ou tel signe du Zodiaque, le public éclairé (1) rit au-

(1) Il n'en fut pas toujours de même. « Etonnez-» vous encore moins que tant d'hommes d'ailleurs » très-élevés au dessus du vulgaire, tant de princes, » tant de papes qu'on n'auroit pas trompés sur le » moindre de leurs intérêts, aient été si ridiculement » séduits par cette impertinence de l'astrologie. Ils » étoient très-orgueilleux et très-ignorans. Il n'y avoit

jourd'hui de semblables chimères. Je ne saurois me refuser au plaisir de rapporter, à ce sujet, le passage suivant tiré des écrits de l'un des premiers hommes de notre siècle (1). « Séduit par les illusions des » sens et de l'amour-propre, l'homme » s'est regardé long-temps comme le centre » du mouvement des astres, et son vain » orgueil a été puni par les frayeurs qu'ils » lui ont inspirées. Enfin, plusieurs siècles » de travaux ont fait tomber le voile qui » lui cachoit le système du monde : alors » il s'est vu sur une planète presque imper- » ceptible dans le système solaire, dont » la vaste étendue n'est elle-même qu'un » point insensible dans l'immensité de

---

» d'étoiles que pour eux ; le reste de l'univers étoit » de la canaille, dont les étoiles ne se mêloient pas. » Ils ressembloient à ce prince qui trembloit d'une » comète, et qui répondoit gravement à ceux qui ne » la craignoient pas : *Vous en parlez fort à votre aise ;* » *vous n'êtes pas princes.* » (Voltaire, *Dictionnaire philosophique*, art. *Astronomie.*)

(1) Laplace, *Exposition du Système du Monde*, 3e édition.

» l'espace: les résultats sublimes auxquels » cette découverte le conduit, sont bien » propres à le consoler du rang qu'elle » assigne à la terre, en lui montrant sa » propre grandeur dans l'extrême peti- » tesse de la base qui lui a servi pour » mesurer les cieux. Conservons avec soin, » augmentons le dépôt de ces hautes con- » noissances, les délices des êtres pensans, » elles ont rendu d'importans services à » la navigation et à la géographie; mais » leur plus grand bienfait est d'avoir » dompté les craintes occasionnées par » les phénomènes célestes, et détruit les » erreurs nées de l'ignorance de nos vrais » rapports avec la nature et son auteur; » erreurs et craintes qui renaîtroient » promptement si le flambeau des sciences » venoit à s'éteindre. » Puissent ces dernières paroles n'avoir rien de prophétique!

CHAPITRE SEPTIÈME.

Idées fausses concernant la Plique et la Teigne. Erreur de ceux qui regardent le Lait comme un antidote dans les cas d'Empoisonnement. Mauvaises dénominations des Médicamens, fondées sur des Vertus chimériques. Des Lithontriptiques. Des Evacuations critiques dans les maladies. De la Proscription absolue de certains remèdes. Erreur relative aux preuves de l'infanticide.

LA maladie consiste dans une altération des phénomènes de la vie; elle n'est point un état contre nature, comme les médecins l'ont avancé d'après une fausse interprétation de Galien (1). Les propriétés

(1) Ce médecin définit la maladie un état non contre nature, mais au delà, *non contrà, sed prœter naturam.*

vitales de la partie malade n'ont point changé par le fait de la maladie, seulement accrues, diminuées, éteintes, ou perverties, les mouvemens vitaux que ces propriétés dirigent sont plus forts ou plus foibles; quelquefois ils offrent une interruption momentanée; d'autres fois une extinction complète, et dans certains cas s'exercent d'une façon irrégulière. Malgré ces dérangemens, les fonctions troublées continuent à s'accomplir dans la partie malade, suivant les lois ordinaires de la vie; c'est ainsi que les phénomènes célestes, pour offrir des perturbations et des anomalies, n'en restent pas moins asservis aux lois immuables de l'attraction planétaire.

L'annonce d'un fait astronomique absolument contraire à la théorie de Newton, ne manqueroit pas d'exciter des réclamations universelles. Tous les savans en examineroient d'abord l'authenticité; et, si des observations répétées en confirmoient l'existence, on découvriroit bientôt qu'il rentre dans la classe des faits ordinaires. Le peuple seul croit à l'existence de ces animaux imaginaires dont on amuse sa crédulité. Annoncez la découverte d'un monstre qui joigne une face humaine à la crinière d'un lion, les ailes de l'oiseau à la queue du serpent, les naturalistes, loin d'admettre l'existence de la chimère, dédaigneront même d'en démontrer la fausseté. Des étudians en botanique, voulant mettre à l'épreuve le savoir de Bernard de Jussieu, fabriquèrent une plante en assemblant des parties empruntées à plusieurs végétaux d'espèces différentes. Au premier coup d'œil le savant professeur démêla l'artifice. Il savoit que la nature ne s'écarte jamais complètement de ses lois, et que les faits surnaturels ne se montrent plus sur notre horizon, éclairé par les lumières de la science et de la philosophie. Les médecins seuls continuent d'admettre des faits dont une observation plus attentive et l'étude plus approfondie des lois de la vie, devroit faire apercevoir l'impossibilité.

Lorsqu'il y a environ trois siècles, sur la foi douteuse de quelques relations, ils inscrivirent la plique polonaise au nombre des maladies auxquelles notre espèce est sujette; le saignement des cheveux, leur vive sensibilité, tous ces symptômes bizarres par lesquels la plique, disoit-on, se déclare, furent admis sans examen. Personne n'éleva le moindre doute sur un événement aussi singulier : c'étoit le temps où, comme l'a dit Fontenelle, toute la philosophie consistoit à ne voir dans la nature que des prodiges. Dès lors la Pologne compta la plique au nombre de ses curiosités naturelles. Il nous vint de cette contrée des descriptions circonstanciées d'un mal jusqu'alors ignoré. Les médecins et les voyageurs en tracèrent à l'envi des peintures effrayantes ou hideuses. C'étoit à qui rendroit sa description plus intéressante, en y ajoutant de nouveaux traits toujours plus chimériques. Enfin, observé sur les lieux par les médecins de l'armée française, dans la première campagne de Pologne, le fantôme s'est évanoui; on a vu que la plique n'étoit autre chose que le mélange inextricable des cheveux et des poils collés ensemble par l'humeur grasse amassée sur des têtes qu'un bonnet épais recouvre durant plusieurs mois; que la prétendue maladie étoit le résultat de la mal-propreté, de l'habitude où sont les Polonais, même aisés, de se couvrir la tête d'un bonnet de laine qu'ils portent jour et nuit, et qu'ils conservent des années entières sans y toucher, repoussant les mèches de cheveux sous leur coiffure chaque fois qu'elles se séparent de leur masse entassée, et se montrent en dehors. Déjà les chirurgiens des armées prussiennes avoient reconnu que de bons ciseaux étoient spécifiques dans cette maladie, que pour guérir la plique promptement et sans danger, il suffisoit de tondre les *pliqueux*. Vainement ceux-ci alléguoient-ils cette infirmité pour se soustraire aux rigueurs du service militaire, et soutenoient-ils qu'il y alloit de leur vie à couper leur chevelure : sourd à ces préjugés, le barbier abattoit la plique ; et le soldat, astreint désormais aux soins de propreté, en étoit guéri pour toujours.

Tant de milliers de Polonais que les événemens de la guerre ont conduits en France, n'ont pas offert un seul exemple de la plique. Ce feutrage des cheveux ne peut avoir lieu avec l'obligation imposée au soldat de porter ses cheveux courts, et d'observer les règlemens militaires relatifs à la propreté.

S'il est donc une vérité physique incontestable, c'est que la plique doit être rayée de la liste trop nombreuse des infirmités auxquelles l'espèce humaine est sujette. Plusieurs médecins en admettent cependant l'existence ; on voit paraître chaque jour des traités *ex professo* sur la plique; et, comme s'il étoit besoin de miracles pour raffermir une foi chancelante, leurs auteurs ne manquent pas de renchérir encore sur les descriptions tracées par leurs prédécesseurs. Un médecin polonais, M. de La Fontaine, non content de rappeler ce qu'ils ont écrit, d'admettre comme eux des phénomènes, dont l'organisation et les propriétés connues du système pileux démontrent l'impossibilité, soutient avec les plus crédules que la plique est une maladie héréditaire, contagieuse, endémique, qu'elle est due à un virus particulier que l'on nomme *trichomatique*. Selon lui, des enfans sont venus au monde avec les cheveux pliqués. Les cheveux dans la plique deviennent les canaux excréteurs du virus; on n'y doit point toucher de peur d'interrompre une évacuation salutaire : mille faits prouvent que la coupe des cheveux entraîne les suites les plus funestes. On ne peut nier en effet qu'il ne puisse survenir divers accidens à la suite de la coupe des cheveux pliqués; mais il est aussi facile de les expliquer que de les prévenir. La tête du pliqueux est le siége d'une transpiration abondante;

souvent même le cuir chevelu est le siége d'ulcérations, qui tantôt sont le simple résultat de la malpropreté, et d'autres fois résultent de la coexistence de la teigne et de la syphilis (1). Ce n'est point sans danger que l'on supprime un pareil émonctoire. Une ophthalmie, un coryza opiniâtre, des douleurs rhumatismales, une angine, sont la suite de la suppression trop brusque de la transpiration, par l'impression de l'air froid sur le cuir chevelu mis à nu. Pour éviter ces inconvéniens, il faut couvrir d'un bonnet fourré la tête débarrassée de ses cheveux, n'en discontinuer l'usage que peu à peu, et ne le cesser tout à fait qu'après que les cheveux ont repris une certaine longueur.

---

(1) La syphilis, les écrouelles, etc., sont assez communes chez les individus dont les cheveux sont pliqués. Ce sont ces maladies qui sont contagieuses, héréditaires; elles occasionnent des tumeurs glandulaires et des ulcérations, que l'on a regardées comme des symptômes de la plique, dont elles ne sont que des complications. Chose assez remarquable, ce dernier terme a la même origine que le mot *plique*; tous deux se tirent de deux mots latins, *coma plicata*.

Les médecins qui ont regardé la plique comme une véritable maladie, ne pouvant se dissimuler le besoin d'observations positives, ont cherché et trouvé des pliques dans nos climats. Un juif polonais, crapuleux et débauché, gagnant sa vie à fouiller les ordures pour ramasser des chiffons, admis dans les hôpitaux pour une autre maladie, parut avoir la plique aux yeux du médecin qui le visitoit. Ses cheveux entremêlés, et qu'il ne peignoit jamais, étoient en effet remarquables par leur extrême mal-propreté et la quantité d'insectes dégoûtans dont ils étoient peuplés. Quelques jours après, sa chevelure offrit des mèches de cheveux qui tomboient sur son front et sur son visage; il en vendoit aux curieux. On le fit surveiller, et l'on découvrit bientôt qu'il se servoit d'une aiguille à tricoter échauffée, pour fabriquer ces mèches, objet d'un commerce assez lucratif. Sa maladie guérit du moment où elle cessa d'être un objet de spéculation.

Une femme publique, ivrogne et débauchée, avoit, disoit-on, une plique au pubis. Les poils de cette partie étoient collés ensemble par l'effet d'une excessive mal-propreté, et par l'onguent mercuriel dont elle faisoit usage, car elle étoit à la fois atteinte de gale et de syphilis. Charmée d'être l'objet de l'attention de quelques médecins, elle leur débitoit les contes les plus absurdes. On a peine à croire qu'il s'en soit trouvé qui aient pu être dupes de mensonges aussi impudens, et aient essuyé une mystification aussi ridicule.

Si l'erreur que nous venons de combattre est excusable, si le défaut d'observations, l'éloignement des lieux, l'amour du merveilleux, peuvent en expliquer le long règne et la durée, il n'en est pas de même de celles qui sont encore répandues au sujet de la teigne. Cette maladie, sur laquelle il est si facile d'acquérir des notions précises, est contagieuse suivant le vulgaire, a son siége dans le bulbe des cheveux, et ne peut guérir que par leur arrachement. On croit qu'il est toujours au pouvoir de la médecine de la guérir, que certaines personnes possèdent pour cela des secrets infaillibles, et que l'on en doit tenter la guérison sur tous les malades : toutes ces croyances sont autant d'erreurs dont nous allons successivement démontrer le peu de fondemens.

La teigne n'est point contagieuse: on a fréquemment essayé de l'inoculer sans avoir pu y parvenir, soit que l'on ait saupoudré la tête avec des croûtes pulvérisées, soit que l'on ait inséré sous l'épiderme le pus qui découle d'une teigne ulcérée. Les teigneux admis à l'hôpital Saint-Louis changent de bonnet avec les autres malades, se servent de leur peigne, sans que ceux-ci contractent la maladie. Il en est de même dans le peuple, dont les enfans couchent ensemble et se servent des mêmes vêtemens. La maladie n'a point son siége dans le bulbe des cheveux, comme l'a prétendu Duncan, médecin écossais, et comme le soutiennent encore ceux qui préconisent la méthode de l'arrachement. La teigne est une affection du cuir chevelu; cette partie de la peau est la seule qui soit essentiellement et primitivement affectée. Aussi a-t-on maintenant substitué dans tous les établissemens publics, au procédé barbare de l'avulsion des cheveux, des méthodes de traitemens plus douces et plus efficaces.

La teigne est une affection dépurative dont l'existence est liée à la composition particulière des solides et des humeurs dans l'enfance; c'est pour cela qu'il n'est pas toujours au pouvoir du médecin de la guérir, et qu'il seroit quelquefois si dangereux de le faire. Tous les remèdes, toutes les recettes proposées contre la teigne, ne font qu'abréger le cours de la maladie, en favorisant une dépuration nécessaire. Sur la totalité des teigneux il en est au moins un quart chez lesquels la maladie résiste à l'emploi de toute espèce de remèdes, quel que soit celui que l'on met en usage, que l'on applique la calotte, ou que l'on use de topiques variés, sous la forme de poudres, d'onguens, de pommades, de lotions, de cataplasmes; que l'on se serve des moyens connus ou de remèdes prétendus secrets.

Enfin ce n'est pas sans danger que l'on fait cesser une dépuration nécessaire. La prompte guérison de la teigne détermine souvent des ophthalmies, des engorgemens glandulaires, des toux opiniâtres et autres affections qui subsistent jusqu'au rétablissement de l'éruption supprimée. Il n'est pas au pouvoir de l'art de la rappeler, parce que, comme nous l'avons dit plus haut, la maladie ne dépend point de l'existence d'un virus contagieux et susceptible d'être transmis par voie d'inoculation.

Le lait est communément regardé comme un sûr antidote contre toute sorte d'empoisonnement. Le fréquent usage qu'en ont fait de tout temps les médecins dans les cas de cette espèce, est sans doute la cause de cette opinion populaire : elle est erronée ; le lait n'est point un antidote : de tous les secours qu'exigent les empoisonnemens, il n'est ni le plus sûr ni le plus utile. A cet égard, le vomissement provoqué par le chatouillement de la gorge, l'usage des boissons tièdes ou autres moyens peu irritans, mérite la première place. On fait vomir dans les cas de narcotisme ou d'empoisonnement par les plantes vireuses, comme l'opium, la ciguë, la jusquiame, la belladona, certains champignons ; et la substance vénéneuse une fois évacuée, si le poison a exercé son action stupéfiante, si le malade reste dans l'état soporeux, les acides végétaux, les boissons stimulantes, servent à réveiller les propriétés vitales engourdies. Lorsqu'au contraire le poison a vivement irrité les voies alimentaires, et que le malade est en proie à la fièvre ainsi qu'à la douleur, on recourt aux boissons mucilagineuses doucement émulsives ; et c'est alors seulement que le lait peut être de quelque efficacité.

Si des poisons végétaux nous passons à ceux que fournit le règne minéral, l'empoisonnement par l'arsenic, le vert-de-gris, le sublimé corrosif, la baryte, exigent également l'usage des vomitifs auxquels on fait succéder celui des boissons mucilagineuses et adoucissantes; le lait n'est donc encore qu'un moyen secondaire de guérison. Il n'est qu'une classe d'empoisonnemens, celui par des substances liquides, comme l'eau forte (acide nitro-muriatique, (ou bien par une dissolution de sublimé corrosif, (muriate sur-oxigéné de mercure), où le lait doive être administré de prime abord, dans la vue de délayer et d'étendre le poison dans une certaine quantité de liquide, afin d'en émousser l'activité. Mais, dans ce cas-là même, toute autre liqueur mucilagineuse, une décoction de mauve ou de graine de lin, et de l'eau pure, peuvent aisément le remplacer.

Il en est de même de l'empoisonnement par les cantharides; c'est aux vomitifs qu'il faut d'abord avoir recours. Ces évacuans en sont le plus sûr antidote. Vainement a-t-on essayé de neutraliser les poisons minéraux introduits dans les voies digestives, en faisant avaler des substances capables de s'y combiner. Des expériences répétées sur les animaux vivans ont prouvé que les hydro-sulfures ou hépars alkalins de Navier n'anéantissent ni n'adoucissent les propriétés vénéneuses de l'arsenic et du vert-de-cuivre; trop irritans, ils ajoutent aux dangers que l'on veut combattre; et lors même que, par leur combinaison avec la substance vénéneuse, ils parviennent à la décomposer, le précipité qui résulte de cette combinaison peut lui-même occasionner les accidens les plus fâcheux.

Il sembleroit cependant que c'est surtout dans les cas d'empoisonnement que l'application de la chimie à la médecine doit offrir le plus d'avantages. Les matières introduites dans l'estomac sont encore accessibles à l'effet immédiat des médicamens; elles n'ont point encore pénétré dans le torrent des humeurs, où, trop divisées, elles cesseroient d'offrir assez de prise aux substances par lesquelles on se propose d'en opérer la neutralisation. Quoique déjà soumises à l'influence des forces vitales dont le canal alimentaire est animé, elles sont encore en quelque sorte hors de l'économie, et les forces chimiques et physiques paroissent encore devoir s'exercer : cependant l'expérience est venue démentir cruellement les espérances conçues par les chimistes. Elle a prouvé que, même dans le conduit alimentaire, non seulement les combinaisons chimiques ne s'opèrent point comme dans un vase inerte; mais qu'encore le résultat de ces combinaisons est presque toujours dangereux. Les parois du vase, vivantes et animées, éprouvent plus de dommages de l'action de l'antidote qu'elles ne retirent d'avantages de sa combinaison avec la substance vénéneuse.

L'impuissance des remèdes chimiques

contre l'empoisonnement n'est pas moindre pour opérer la dissolution des calculs qui se forment dans la vessie urinaire. Quelque peu actif que soit le lithontriptique que l'on injecte dans la vessie, il produira plutôt l'inflammation de cet organe, il agira plus promptement et plus sûrement sur ses parois qu'il ne dissoudra le calcul. D'ailleurs, comme la composition de celui-ci est sujette à varier, et qu'il est presque impossible de décider de sa véritable nature avant de l'avoir extrait par l'opération de la taille, le choix du dissolvant présente autant de dangers que de difficultés; car, si l'on injecte une lessive alkaline dans un cas où le calcul exigeroit une liqueur acide, on donnera lieu à son accroissement. Enfin, comme les calculs urinaires de toute espèce plongés dans des menstrues acides ou alkalins assez foibles pour qu'on puisse les avaler impunément, ne s'y ramollissent et ne s'y dissolvent qu'au bout de plusieurs jours, et qu'il est impossible de suspendre la sécrétion urinaire un seul moment, l'urine sans cesse déposée dans la vessie et mêlée au lithontriptique en aura bientôt éteint les vertus.

Quant aux lithontriptiques ou fondans intérieurs, depuis long-temps les médecins ne croient plus à leur efficacité; si des réactifs injectés dans la vessie ne peuvent parvenir à dissoudre les concrétions urinaires, comment un tel effet sera-t-il produit par des substances introduites dans l'estomac, altérées par son action (1), et qui, portées dans la masse du sang par les absorbans lymphatiques, ne peuvent arriver à la vessie qu'en parcourant les routes longues et tortueuses de la circulation? Cependant les médecins ont cru long-temps, et le peuple croit encore à la possibilité de fondre les pierres de la vessie par des remèdes internes. Une famille

(1) Cet organe digère plusieurs médicamens, et les altère au point de neutraliser leur action. C'est pour cela, que la même dose d'opium, prise par la bouche ou injectée dans le rectum, produit dans ce dernier cas un effet sédatif plus marqué.

très-nombreuse de végétaux, les saxifrages, ont reçu ce nom parce que, sans aucun fondement, on leur attribuoit cette vertu. Seulement, comme plusieurs espèces de ces plantes croissent sur les rochers, on s'étoit imaginé qu'elles devoient rompre les pierres dans la vessie. Les boissons nitrées, tous les diurétiques employés dans les affections calculeuses des reins et de la vessie, ont pour but de rendre la sécrétion des urines plus active, d'augmenter la quantité de ce liquide, de telle manière que ses principes concrescibles, étendus dans une plus grande proportion de véhicule, soient d'une part moins disposés à se concréter, et que d'autre part les concrétions déjà formées et d'un petit volume soient plus facilement éliminées. Leur action sur la substance des calculs est purement mécanique; leur composition chimique est absolument indifférente. Il en est de même des autres médicamens; leur composition n'explique point leurs vertus. Les acides portés dans l'économie n'agissent point en se combinant avec des alkalis, en formant des savons, etc. La force des affinités respectives se trouve balancée et comme enchaînée par les forces vitales, puissances hyper-chimiques, sous l'empire desquelles tout s'exécute dans les corps qui jouissent de l'organisation et de la vie.

La médecine a subi de nos jours une révolution dont il est impossible de méconnoître l'importance, et de contester l'utilité. On peut dire qu'aujourd'hui seulement elle a pris rang parmi les autres sciences qui jusqu'à présent l'avoient tour à tour subjuguée, en se chargeant d'expliquer les phénomènes dont l'observation l'enrichit. Vainement, à l'exemple d'Hippocrate, Stalh et quelques modernes avoient enseigné que les phénomènes de la vie s'exécutent sous l'influence du principe qui nous anime, puissance vitale successivement désignée sous les noms d'*enormon*, d'*impetum faciens*, d'*archée*, de *principe vital*, etc., etc. Vainement dans le cours du dix-huitième siècle l'école de Montpellier avoit-elle opposé cette doctrine aux systèmes chimico-mécaniques de Boerhaave, faute d'avoir nettement déterminé et suffisamment analysé ce que l'on entendoit par ces mots de force vitale, de principe vital, d'âme sensitive, etc., son essence restoit inconnue, et il restoit à en déterminer les véritables lois.

C'est ce qu'a fait l'École de Médecine de Paris au commencement du 19e siècle. Elle a démontré jusqu'à l'évidence que les corps organisés et vivans, et spécialement le corps de l'homme, obéissoient à des lois tout-à-fait différentes de celles qui régissent la matière inerte; que, dans ces corps, l'observation de tous les phénomènes dont l'ensemble est désigné par le nom de vie, prouve l'existence de deux forces ou propriétés, la sensibilité et la contractilité, comme en physique, tout est l'effet de l'attraction ou de la pesanteur, comme en chimie, tout s'explique par la puissance des affinités. Aristote avoit dit positivement, *ubi desinit physicus, ibi incipit medicus ;* où le physicien s'arrête, le médecin commence. Mais cette sentence lumineuse restoit ensevelie dans les volumineux écrits du père de la philosophie; elle renfermoit cependant les seuls vrais fondemens de toute théorie médicale, comme on a vu toute la science de l'entendement humain n'être dans les écrits des méthaphysiciens modernes que le commentaire de cette autre sentence long-temps oubliée, *nil est in intellectu quod non prius fuerit in sensu;* il n'y a rien dans l'intelligence qui n'ait été auparavant dans la sensation.

La révolution dont nous parlons s'est opérée en médecine au moment où la chimie renouvelée sembloit devoir l'envahir, et promettoit de lui révéler les actes les plus mystérieux de la vie. Elle n'est donc point due, comme le pensent quelques personnes, aux progrès de la chimie et des autres sciences dites accessoires ; jamais ces sciences, défectueuses dans leurs applications à l'économie animale, ne furent plus étrangères à la médecine ; jamais aussi on ne se montra plus réservé dans ces applications, réserve d'autant plus louable que les hommes les plus versés dans les sciences chimiques et physiques, en ont eux-mêmes offert le précepte et l'exemple (1).

Une seule vérité bien déterminée et démontrée par l'analyse, a produit ces heureux résultats ; et, pour nous servir du langage de Bacon (2), elle a répandu sa lumière sur toutes les parties de la science, comme un lustre suspendu au milieu de la voûte d'un temple obscur en éclaire à la fois toutes les parties, et montre sous un même coup d'œil tous les autels et les images de tous les dieux.

Lorsque, transportant dans la médecine

---

(1) Les noms des professeurs Hallé et Chaussier viendront ici s'offrir à la mémoire de tous les médecins qui connoissent l'état actuel de l'enseignement.

(2) *Novum organum.*

les idées qu'il avoit puisées dans l'étude des autres sciences, Boerhaave expliquait par les lois de la chimie et de la physique tous les phénomènes de la vie, il devait paroître raisonnable que toute maladie eût sa cause matérielle, et dût se terminer par l'expulsion d'une humeur peccante, évacuation critique, indispensable, pour que la guérison fût parfaite. Mais, outre qu'aucun fait positif n'établit l'existence des acrimonies acides, alkalines, acerbes, etc., etc., qu'il a plû à Boerhaave d'imaginer, et que la première loi dans toutes les sciences qui ont pour objet la connoissance de la nature, est de ne rien admettre au-delà de ce que nos sens nous font apercevoir, il est plusieurs maladies dans lesquelles on n'observe jamais d'évacuations critiques; telles sont par exemple, les fièvres nerveuses, ataxiques ou malignes des auteurs. Ces évacuations, lorsqu'elles ont lieu, n'ont pas toujours pour objet l'évacuation du principe morbifique; car dans plusieurs maladies ce principe n'existe pas, le dérangement de la santé, tenant à l'influence de causes passagères, instantanées, et non point à l'existence d'un principe matériel, dont l'élaboration et l'expulsion seraient l'objet de la maladie, et des évacuations qu'on observe vers la fin de son cours. Ces évacuations abondantes, qui signalent la terminaison de plusieurs maladies, indiquent plutôt le retour à l'équilibre, le rétablissement des excrétions suspendues ou dérangées par le travail de la maladie, que l'élimination du principe morbifique. Rien n'est donc plus condamnable que l'étrange abus que font les médecins, des purgatifs, des diurétiques, des sudorifiques, dans la vue d'aider à son expulsion; rien n'est plus dangereux et ne détermine plus souvent des rechutes funestes.

Quelquefois néanmoins il est utile de favoriser le rétablissement des sécrétions interrompues ou dérangées dans le cours de la maladie, il n'y a rien d'absolu en médecine, et proscrire entièrement un remède, est aussi peu sensé que l'admettre indistinctement, et le donner comme spécifique de tous les maux. Êtes-vous pour ou contre la saignée? me demandoit l'autre jour un malade menacé d'apoplexie; un docteur ignoré venoit de se déclarer dans les journaux l'antagoniste de cette opération, sans autre but vraisemblable que de sortir par-là d'une fatigante obscurité. Je pense, lui dis-je, qu'autant elle vous convient, autant elle seroit nuisible dans d'autres circonstances. On ne sauroit trop le répéter, la médecine doit accommoder ses préceptes aux circonstances particulières que présentent les individus atteints de la même maladie, et réclamant en apparence un traitement uniforme. La saignée, pendant la grossesse, est par exemple loin d'être d'une nécessité indispensable. Quoique souvent utile, il est des cas où l'on doit s'en abstenir. Lorsqu'elle devient nécessaire, l'époque précise à laquelle il convient d'y avoir recours, la quantité de sang que l'on doit enlever à la femme, etc, etc., offrent autant de variations qu'il existe d'individus, et il seroit insensé de vouloir tracer sur ce point des règles fixes et invariables.

Je veux prouver, par un exemple frappant, l'inconvénient des maximes générales en médecine. Il passe pour certain que l'une des expériences les plus décisives dans les questions d'infanticide, consiste à s'assurer de la pesanteur spécifique du poumon : surnage-t-il sur l'eau dans laquelle on le plonge, l'enfant a, dit-on, respiré ; au contraire, il n'est point venu au monde vivant, si les morceaux de poumon, dur et compacte, tombent au fond du liquide ; il est bien prouvé néanmoins qu'aux premières inspirations l'air admis dans les bronches est loin d'en pénétrer toutes les divisions, et de passer dans toutes les cellules du tissu pulmonaire. La respiration, comme la digestion et plusieurs autres fonctions, a besoin d'une sorte d'éducation ; ce n'est qu'insensiblement et peu à peu que le poumon se dégorge des sucs dont il est plein au moment de la naissance, et se laisse pénétrer par l'air; souvent même, au bout de plusieurs semaines (1), ce fluide n'en a point gonflé toutes les cellules. Si donc l'enfant est étouffé au premier cri, par l'introduction d'un corps étranger dans le pharynx, le poumon peut très-bien rester au fond de l'eau, dans laquelle on le plonge, et cependant il y a eu réellement infanticide. Le poumon peut offrir au contraire une pesanteur spécifique moindre que celle de l'eau, et surnagera sur ce liquide, si déjà des gaz se sont dégagés par l'effet de la putréfaction, si l'on a cherché à rappeler à la vie l'enfant venu au monde asphyxié, en poussant de l'air par la bouche dans le tissu pulmonaire: on pourra croire que, dans ces cas, il y a eu infanticide, et que l'enfant est né plein de vie.

---

(1) C'est une des raisons pour lesquelles les nouveau-nés de toutes les espèces d'animaux à sang rouge et chaud, ont besoin d'une sorte d'incubation.

J'ai choisi de préférence ce fait de médecine légale, pour preuve du danger qu'entraînent en médecine les assertions générales et les préceptes absolus; d'abord, parce qu'un cas de cette espèce s'est dernièrement offert à mon examen, et que les erreurs en médecine légale sont de toutes les plus dangereuses, car elles intéressent à la fois la vie et l'honneur des citoyens.

CHAPITRE HUITIÈME.

De quelques Proverbes relatifs à la Physiologie.

Interdum vulgus rectum videt ; est ubi peccat.
HORAT., ep. I, lib. II.

Tous les proverbes populaires relatifs à la médecine sont loin de consacrer des erreurs ; la plupart renferment un sens profond et vrai caché sous une expression triviale ; et, chose assez remarquable, les expressions proverbiales qui couvrent un sens physiologique (1), sont généralement fondées. Cœur et courage sont synonymes dans la bouche du peuple : *avoir*

(1) Ce cas souffre cependant quelques exceptions. S'*épanouir la rate* est, par exemple, une expression qui subsiste dans le langage commun, comme pour attester l'ancienne erreur de physiologie, qui plaçoit dans ce viscère le siége du rire et de la gaieté. Il en est de même du proverbe être *né coiffé*. L'enfant qui

du cœur (1), c'est avoir du courage, vérité susceptible d'une démonstration rigoureuse.

L'énergie du cœur donne en général la mesure de la force vitale; les battemens du pouls se ralentissent progressivement du moment de la naissance à celui de la mort : ce grand ressort de la machine humaine se détend insensiblement, et projette les flots de sang avec moins de vigueur. Le liquide, amené plus lentement vers tous les organes, les heurte avec moins de force; ils éprouvent un sentiment moins vif de sa présence. *Le tact intérieur* est moins énergique; et, comme le sentiment de l'existence est dû principalement à cette impression que produit le sang lancé à chaque instant par le cœur, dans le tissu de tous les

---

vient au monde entraînant après soi, et sur sa tête, les membranes dont il étoit enveloppé dans le sein de sa mère, n'est point pour cela assuré d'être heureux.

(1) .... Rodrigue, as-tu du cœur?
Le *Cid*, acte 1er, scène IX.

organes, une voix intérieure nous avertit que le pouvoir d'user de la vie et de la transmettre s'affoiblit sensiblement.

Les métaphysiciens n'ont point, ce me semble, accordé une attention assez grande à ce phénomène de la nature vivante : on croiroit, par exemple, que Condillac fait uniquement dépendre le sentiment de l'existence, la conscience que nous en avons, des sensations transmises par les sens externes, et principalement par celui du toucher, qui nous avertit de la résistance que les corps étrangers opposent au nôtre. *Le sentiment du moi*, le plus vif et le plus intime, naît surtout des impressions intérieures; le cerveau est continuellement occupé par deux ordres d'idées bien distinctes. Il y arrive à la fois des impressions venant de tous les organes, qui, par leur assemblage, constituent la machine humaine, et d'autres qui lui sont transmises par tous les sens, au moyen desquels nous sommes avertis de la présence des objets extérieurs. Ce sont les impressions venues du dedans, les sensations instinctives, sur lesquelles Cabanis a appelé l'attention des métaphysiciens, qui nous avertissent à chaque instant, et comme à notre insu, de la réalité de notre vie, et du dégré auquel nous en jouissons. C'est spécialement la force ou la débilité des instrumens de la circulation qui déterminent la foiblesse ou l'énergie de ce sentiment. Le jeune homme, sentant que dans tous ses organes arrivent des flots de sang, par un mouvement vif et rapide, a la conscience la plus vraie de son être et de ses forces. Il est toujours prêt à les répandre au dehors; et, dans son élan il brave toutes les résistances. Le vieillard au contraire, sentant bien, sans s'en rendre compte, qu'à peine les organes sont animés au degré suffisant pour continuer l'exercice de leurs fonctions, se replie sur lui-même, craint les sensations trop fortes, fuit la fatigue, se concentre au dedans de soi; et de là naissent la lenteur, la timidité, l'égoïsme, l'avarice, apanage ordinaire de la vieillesse : tristes effets de l'affoiblissement gradué du physique! Son activité détermine au contraire, dans la jeunesse, ce courage impétueux, ce besoin d'action, cette générosité, et autres dispositions, pour ainsi dire, *excentriques*, qui caractérisent ce bel âge de la vie. Des qualités morales si opposées sont sans contredit une des preuves les plus frappantes de l'influence du physique sur le moral de l'homme.

Le courage naît du sentiment de la force, et celui-ci est relatif à la vivacité avec laquelle le cœur pousse le sang vers tous les organes. Le tact intérieur que produit l'afflux du liquide, est d'autant mieux senti, que le cœur est plus robuste. C'est par ces raisons que certaines passions, telles que la colère, augmentant l'énergie et la rapidité des mouvemens du cœur, centuplent les forces et le courage, tandis que la peur produit des effets bien opposés. Tout être foible doit être craintif, et fuir le danger, parce qu'un sentiment intérieur l'avertit qu'il manque des forces nécessaires pour le repousser. On objectera peut-être que certains animaux, tels que le coq-d'Inde et l'autruche, sont moins courageux que le plus petit oiseau de proie; que le bœuf l'est moins que le lion, et plusieurs autres carnivores; mais, quoique le cœur d'un épervier soit absolument moins gros que celui d'un coq-d'Inde, il l'est bien plus proportionnellement au volume de l'animal. Ajoutez que l'oiseau de proie, comme tous les carnivores, puise encore son courage dans la bonté de ses armes offensives.

Une autre objection plus spécieuse, et non mieux fondée, se tire du courage que manifestent, dans certaines occasions, les espèces animales les plus timides, de celui, par exemple, avec lequel la poule défend ses petits; de celui qui porte d'autres animaux pressés par les sentimens de la faim ou de l'amour, à braver tous les dangers, et surtout de la valeur, poussée jusqu'à l'héroïsme, chez les hommes les plus débiles. Dans l'homme en société, l'utile préjugé du point d'honneur, les calculs de l'intérêt, et mille autres idées, altèrent les inclinations naturelles, au point de rendre lâche l'homme que sa force porteroit à braver tous les périls, tandis qu'elles inspirent les actes les plus magnanimes à ceux que leur organisation sembleroit devoir rendre les plus timides. Mais toutes ces passions, tous ces sentimens n'agissent qu'en augmentant la force du cœur, en redoublant l'activité et l'énergie de ses battemens, de manière qu'il excite, par un sang plus riche et plus abondant, soit le cerveau, soit les masses musculaires.

C'est une *mâchoire*, dit-on vulgairement d'un homme dont l'esprit est borné. Il tient en quelque chose de l'animal, lequel diffère principalement de l'homme, en ce que des deux parties de la tête, le crâne et la face, celle-ci, composée de deux mâchoires, a un développement considérable, et l'emporte d'autant plus sur la cavité où le cerveau est logé, que l'intelligence de l'animal est moindre. Les plus stupides et les plus féroces, ceux dont l'intelligence rapetissée paroît presqu'entièrement réduite à l'instinct, ont les mâchoires tellement prolongées, que leur crâne, rejeté en arrière, paroît à peine faire partie de la tête.

Le monde ignore que l'une des plus belles découvertes dans les arts du dessin, est due à un médecin hollandais, nommé Camper; ce savant, tout en s'occupant spécialement de la partie chirurgicale de son art, et en l'enrichissant de plusieurs découvertes précieuses, étendoit à plusieurs autres branches de nos connoissances, les ressources d'un esprit aussi vaste que singulier. C'est à lui qu'appartient la découverte du canal qui, rempli d'air chez les oiseaux, contribue en partie à leur assurer une légèreté spécifique, presqu'égale à celle de l'atmosphère. Tous les naturalistes s'accordent à lui faire honneur de cette découverte, dont la priorité avoit été contestée par Jean Hunter. Il venoit de publier, sur la forme du soulier, un ouvrage original, plein des vues les plus saines d'anatomie et de mécanique, lorsqu'à l'ouverture de l'académie de dessin, établie à Amsterdam, il prononça, sur la nature du beau, un discours où se trouvent consignées les vues les plus nouvelles et les plus lumineuses, sur les sources de la beauté dans la figure humaine.

Pour expliquer ce que l'on croyoit inexplicable, il imagine deux lignes, dont l'une descend du front au menton, et mesurant la face en hauteur, se nomme faciale; l'autre ligne, tirée horizontalement à la base de la tête, vient aboutir au menton, et se nomme, à cause de cela, mentonnière. De la rencontre de ces deux lignes, l'une tenant de la verticale, et l'autre de l'horizontale, résulte un angle plus ou moins aigu, et la grandeur ou la petitesse de cet angle donnent la mesure de la beauté ou de la laideur. Il est ouvert de 85 degrés environ chez l'européen, de 70 chez le nègre, parce que la saillie des mâchoires rejette en avant l'extrémité inférieure de la ligne faciale, et la rend plus oblique. L'angle devient plus aigu; il n'est plus que de 67 à 31 degrés dans la classe nombreuse des singes, de 41 à 30 dans celle des chiens, et de 23 environ pour le cheval. L'inclinaison de la ligne faciale augmente; le sinus de l'angle formé par sa rencontre avec la ligne mentonnière diminue par degrés; enfin les deux lignes s'approchent du parallélisme, la face disparoît presqu'entièrement chez les reptiles et les poissons à tête aplatie; il ne reste plus du visage qu'une ouverture transversale; c'est la bouche, susceptible de s'ouvrir d'une façon démesurée, par l'écartement des deux mâchoires, qui sont alors à-peu-près également mobiles, comme on le voit sur les crocodiles et chez les serpens. L'idée de la voracité et de la férocité se lie comme à notre insu à cette forme si dégradée; aussi sommes-nous tentés de regarder comme glouton, brutal et presque stupide, un homme dont la bouche est très-grande et le menton fort saillant. Si l'on remonte, au contraire, de l'homme aux Dieux dont les anciens nous ont transmis les images, on voit la ligne faciale parfaitement droite, ou même inclinée en avant, de sorte qu'elle forme un angle obtus par sa rencontre avec la ligne mentonnière; de cette inclinaison, dont on voit des exemples sur toutes les statues des Dieux de l'antiquité, résultent, pour la tête, un air de grandeur et de majesté, un front saillant, indiquant un cerveau volumineux et une intelligence divine.

Pour les héros et les demi-dieux, l'artiste grec s'est contenté d'une forme que la nature peut quelquefois atteindre dans certains individus d'une rare beauté, où la ligne faciale forme un angle droit. C'est ce que l'on a pu voir chez quelques hommes, et ce que l'on observe assez souvent sur les têtes d'enfans. Elles plaisent généralement, ce qui tient non-seulement à la grandeur relative des yeux, dont l'accroissement est achevé de très-bonne heure, mais encore à la saillie du front et à la petitesse du menton, qui ne se développe point aussi vite que le crâne. Mais, comme M. Cuvier en fait la remarque très-importante, pour que les lignes imaginées par Camper indiquent avec précision les dimensions respectives du crâne et de la face, il faut non-seulement mesurer l'extérieur de la tête, mais encore mener les tangentes sur les surfaces internes. Il est en effet certains animaux dont les os du front sont creusés de cavités d'une telle ampleur, que le crâne en est gonflé, et s'avance au-dessus des os de la face; c'est ainsi que, dans l'éléphant et dans la chouette, sa grosseur apparente est bien supérieure à sa capacité réelle. Aussi, trompés par cette ressemblance spécieuse, tous les peuples ont accordé à ces animaux un degré d'intelligence et de sagesse, voisin de la sagesse et de l'intelligence humaines. L'éléphant l'emporte de beaucoup, il est vrai, à cet égard sur les autres animaux. Ne sachant comment expliquer certaines actions morales dont il est capable, quelques philosophes indiens ont été jusqu'à lui attribuer une âme immortelle, sans faire attention que chez lui la délicatesse et la perfection du sens du toucher, dont sa *trompe* est le siége, suffisent pour expliquer la supériorité de son intelligence. Les anciens avaient regardé la chouette comme l'emblème de la sagesse; c'étoit l'oiseau de Minerve, de même que le paon superbe servoit d'attribut à l'orgueilleuse Junon, et que les colombes lascives étoient attachées au char de Vénus.

Le nom de *col de grue*, donné aux hommes dont le col est difforme par son excessive longueur, ne cache pas un sens moins véritable. En général, tous les animaux chez lesquels une distance considérable existe entre le cœur et le cerveau, par l'effet de la longueur démesurée du col, paroissent pourvus, comme le héron, la grue, l'autruche, d'une intelligence très-bornée. L'action du cerveau est tellement subordonnée à celle du cœur, qu'elle doit nécessairement languir lorsque les flots de sang que celui-ci envoie sans cesse vers la tête, y arrivent avec un mouvement retardé par la distance. Cette action cesse lorsqu'ils n'y parviennent plus. La syncope arrive toutes les fois que son influence est suspendue un seul instant. A quelques exceptions près, les hommes dont le col est court, le cœur robuste et le cerveau volumineux, sont capables d'une énergie de penser, refusée à ceux chez qui les conditions opposées se rencontrent.

Les individus dont le talon est court ont la voûte du pied très-peu apparente. Cette partie en devient moins solide et moins propre à s'accommoder aux inégalités du sol. La démarche est moins assurée, en outre, par la petitesse du talon; le tendon des muscles du mollet qui y prend son attache, est, comme on dit vulgairement, mal détaché. Il agit sur le pied qu'il étend, par un bras de levier plus court, et perd ainsi une grande partie de sa force effective. Les nègres, qui excellent à la course, et se distinguent par une grande prestesse à la danse et dans tous les exercices gymnastiques, ont le talon beaucoup plus long que les Européens, et par ce trait de leur conformation, par l'inclinaison de leur ligne faciale, la saillie de leurs mâchoires, et autres différences anatomiques, sont évidemment placés un degré plus bas dans l'échelle animale.

Le proverbe *avoir du cœur*, comme les expressions de *pied plat*, celles de *mâchoire* et de *col de grue*, indiquent donc une condition physique, à laquelle des dispositions morales sont ordinairement liées. Ces mots sont usités dans la langue de plusieurs peuples comme dans la nôtre. Tous ces proverbes ne sont d'ailleurs que l'expression de cette vérité incontestable, et reconnue dès la plus haute antiquité, que nos passions naissent de nos besoins; que ceux-ci dépendent de notre organisation; qu'ainsi leur siége primitif est dans nos organes; que de la diversité des proportions et des rapports entre les parties qui entrent dans notre organisation, dépendent les différences morales et intellectuelles, aussi bien que les différences physiques désignées par le nom de tempéramens. Au deuxième siècle de notre ère, Galien a composé sur ce sujet un Traité (1), qui est encore justement célèbre. On savait que l'influence du tempérament sur le moral de l'homme est tellement marquée (2), que l'homme physique

(1) *Quod animi mores corporis temperamenta sequantur.* Voyez à la fin du 5e tome de ses Œuvres, édition de Chartier.

(2) *Des Rapports du Physique et du Moral*, par M. le sénateur Cabanis, professeur de l'Ecole de Médecine de Paris, 2 vol. *in*-8.

étant donné, l'on peut déterminer son caractère, ses penchans, et dire quelles sont les qualités naturelles de son esprit. Ces rapports du physique et du moral de l'homme avoient fait récemment l'objet d'un ouvrage où la science brille revêtue de tous les charmes de l'élocution, lorsqu'un docteur allemand est venu nous apprendre que depuis deux mille ans on déraisonnait sur ces matières; que le siége primitif de nos passions, de nos goûts, de nos dispositions morales, étoit dans le cerveau; que toutes nos facultés résidoient dans les diverses parties de ce viscère, et, ce qui est bien plus curieux encore, que l'exploration attentive du crâne pouvoit faire reconnoître les dispositions morales d'un individu, par les saillies extérieures correspondantes à la partie du cerveau où notre docteur a placé le siége de telle ou telle faculté. Vainement a-t-on répondu à M. Gall, qu'il établissoit de sa propre autorité une nouvelle analyse des opérations de l'entendement, dans laquelle il confondoit évidemment les sources de nos facultés, si bien distinguées par les métaphysiciens modernes, qu'il ne tenoit aucun compte de l'influence des divers organes du corps sur l'action du cerveau; que sa théorie, contredite par l'autorité et par la raison, ne reposoit que sur un très-petit nombre de faits, les uns apocryphes, les autres mal observés ou faussement interprétés : assez habile, et sachant que, pour séduire le vulgaire, au défaut de la vérité, il suffit du plus foible degré de vraisemblance, que même, comme nous l'a très-bien prouvé son compatriote Mesmer, l'absurdité n'est pas sans attraits pour la multitude; il s'est tu sur les objections capitales, et a disserté sans fin sur de prétendues accusations de matérialisme, de fatalisme, etc., etc.; et, comme il ne lui a pas été difficile de détruire les chimères qu'il s'étoit créées tout exprès pour les combattre, il s'est applaudi de cette victoire facile, et triomphe à prouver son système par des argumens tirés de l'anatomie et de la physiologie, à des personnes absolument étrangères à ces deux sciences.

Le cranioscope fait du cervelet l'organe de l'amour physique, c'est-à-dire, qu'il y loge la faculté générative : c'est en vain qu'on lui objectera que le cervelet des eunuques est aussi volumineux que celui des autres hommes; que l'ablation des organes génitaux, faite de bonne heure, éteint les désirs amoureux, sans empêcher pour cela le cervelet de s'accroître; qu'il est très-difficile, pour ne pas dire impossible, de juger, sur une tête entière et non dépouillée de ses chairs, de la saillie plus ou moins forte des bosses occipitales inférieures, correspondantes au cervelet; que les blessures de cette région, comme toutes celles de la moelle de l'épine, doivent diminuer la faculté générative, de même qu'elles affoiblissent toutes les autres facultés; que les médecins de cet évêque d'Allemagne atteint d'une folie amoureuse, dont il raconte l'histoire dans ses leçons, le guérirent par la castration, et non en lui faisant une blessure à la nuque; que ce n'étoit point par l'effet d'une plaie du cervelet que les Scythes, dont parle Hippocrate dans son immortel ouvrage *de l'Air, des Eaux et des Lieux*, devenoient inhabiles à la génération (1); qu'en général les animaux ont le cervelet plus volumineux que l'homme, quoique le plus grand nombre soit privé de la faculté de faire l'amour en tous temps, et présente moins de salacité; que, devers le Mans, il ne suffit pas, pour faire un chapon, de couper la crête d'une volaille, etc., etc. M. Gall ne tient aucun compte de toutes ces objections, et poursuit sa carrière sans daigner y répondre.

Tel un ânon broute l'herbe naissante,
Malgré les cris du maître et des servantes.

Nous n'avons point choisi le côté foible de la doctrine de M. Gall pour diriger nos

(1) *Cur multi Scytharum eunuchi, ac ad coïtum impotentes.* Hippoc., *de aere, locis et aquis*, cap. XI.

attaques; c'est par l'organe de l'amour physique qu'il commence ordinairement ses leçons; c'est la partie de son système qu'il regarde comme la plus solide. Tout à côté de l'organe de l'amour physique, un peu plus haut, il place celui de l'amour maternel qui en naît évidemment. De tous les sentimens de l'homme, le plus durable, le plus saint, le plus passionné, le moins susceptible d'être altéré par tous les préjugés de l'état social, l'amour maternel n'est sûrement pas le résultat de quelque combinaison intellectuelle, de quelque action cérébrale; c'est dans les *entrailles* qu'il prend sa source; il vient de là, et les plus grands efforts de l'imagination ne peuvent y conduire celles qui n'ont pas joui du bonheur d'être mères.

Quoiqu'on ne puisse nier que le cerveau soit l'organe de la pensée, il est impossible d'assigner les fonctions spéciales de chacune des parties de l'organe, et l'on peut encore se servir de cette comparaison ingénieuse rapportée dans l'éloge de Méry par Fontenelle : « Nous » autres anatomistes, m'a-t-il dit une fois, » nous sommes comme les crocheteurs de » Paris qui en connoissent toutes les rues, » jusqu'aux plus petites et aux plus écar- » tées, mais qui ne savent pas ce qui se » passe dans les maisons. » Malheureusement presque tous les actes de l'économie animale sont aussi mystérieux, aussi inexplicables que l'action du cerveau. Comment le chyle est-il extrait des alimens au moment où la bile vient à s'y mêler ? Il est aussi impossible de l'expliquer par la connoissance du fluide biliaire, que de trouver quelques rapports entre l'œuvre admirable de la génération et la composition chimique de la semence. On sait que, pour que l'organe de la pensée remplisse ses fonctions, il a besoin de la coopération de plusieurs autres organes ; que le cœur le tient surtout sous une dépendance immédiate et nécessaire ; qu'il suffit, pour interrompre l'exercice des fonctions du cerveau, de la cessation instantanée dans l'abord du sang artériel qui s'y porte; que même par une simple altération dans les qualités du fluide, les fonctions du viscère languissent, ou sont tout-à-fait suspendues; etc., etc. Les conditions du phénomène nous sont connues; l'expérience et l'observation les ont établies, mais son essence, sa nature intime nous échappe, et rentre dans la classe des causes premières, dont la connoissance interdite à l'homme semble réservée à la divinité.

CHAPITRE NEUVIÈME.

De quelques Proverbes relatifs à l'Hygiène.

PARMI les sciences dont se compose le domaine de la médecine, il n'en est point qui soit plus susceptible d'être rendue populaire que celle d'où se tirent les préceptes relatifs à la conservation de la santé. Leur intelligence en effet n'exige guère que la somme de connoissances communes à tout homme qui a reçu une éducation libérale ; chaque individu peut faire sur lui-même les observations qui sont le fondement véritable de l'hygiène; et, si les auteurs qui ont eu la prétention de faire de la médecine un art domestique n'en avoient enseigné que la partie préservative, leurs ouvrages eussent offert quelque utilité.

C'est surtout relativement aux effets

pernicieux ou salutaires de telle ou telle espèce d'alimens, que les observations faites sur soi-même peuvent éclairer chaque individu. La détermination du régime alimentaire convenable à chacun n'est jamais plus sûre que lorsqu'elle est établie d'après notre propre expérience. C'est à cet égard que chacun est soi-même son propre médecin; et, chose digne d'attention, les règles de cette hygiène relatives aux alimens sont tracées dans une multitude de proverbes, qui tous renferment un sens vrai, car tous sont le fruit d'observations répétées. Pour nous en convaincre, il suffira d'en rapporter ici quelques-uns choisis dans un grand nombre.

Le proverbe, *qui du vin est ami, de soi-même est ennemi*, ne doit s'entendre que de l'usage de cette liqueur poussé jusqu'à l'ivresse. Pris en petite quantité, il stimule la fibre, réveille la contractilité des organes; il favorise la circulation des humeurs; mais son abus est plus nuisible que son usage n'est profitable; et, sans compter l'aliénation momentanée qu'il produit, une foule de maladies graves pour la plupart et mortelles peuvent en naître. Il est extrêmement rare qu'un ivrogne vieillisse. Le scorbut, diverses espèces d'hydropisies, le font périr avant le terme. Plusieurs fièvres, guérissables chez d'autres personnes, chez lui sont mortelles, parce que l'habitude des boissons spiritueuses le rendant insensible à cette espèce de stimulans, le médecin se trouve privé de l'un de ses moyens les plus efficaces. On a pu remarquer qu'en Angleterre, pays où le genre d'excès dont nous parlons est très-commun, plusieurs hommes d'état sont morts, à un âge encore peu avancé, d'hydropisies qui en dépendoient bien évidemment.

Les vins les plus riches en parties spiritueuses sont ceux dont l'excès est le plus nuisible. Je ne sais toutefois si l'ivresse produite par l'usage immodéré des vins très-chargés d'acide carbonique, n'a pas des effets encore plus pernicieux. Le vin de Champagne, par exemple, ne produit point cette ivresse gaie qui s'exhale en bons mots, si foi devoit être ajoutée à ce qu'en disent les poëtes. L'état d'une personne qui en a bu immodérément est fort analogue à celui des asphyxiés par la vapeur du charbon. La douleur de tête a dans les deux cas le même siége et le même caractère de pesanteur, effet qui ne doit pas surprendre, car dans les deux cas l'agent est le même. Des eaux fortement chargées d'acide carbonique peuvent produire des effets semblables. Toujours ce principe gazeux et volatil agit d'une manière stupéfiante, pour peu qu'il prolonge son action.

Lever à cinq, dîner à neuf;
Souper à cinq, coucher à neuf,
Font vivre d'ans nonante-neuf (1).

Ce vieux proverbe indique les habitudes des Français au temps de Louis XII. A la

(1) Ce proverbe existe aussi en latin. *Surge quintâ, prande nonâ, cœna quintâ, dormi nonâ, nec est morti vita prona.*

cour de François 1er on dînoit à dix heures, et l'on soupoit à six. Nos pères dînoient à midi, et soupoient à sept heures. Enfin l'heure du dîner a été progressivement retardée, et nous dînons aujourd'hui à l'heure où ils soupoient jadis. Quelles que soient les variations qu'amènent insensiblement la mode et l'usage, nous mettons toujours de six à huit heures d'intervalle entre deux repas copieux. C'est la distance requise pour que la digestion ait le temps de s'accomplir pleinement. Or il importe de ne point forcer ses organes à recommencer un nouveau travail avant que le précédent ne soit entièrement terminé.

Viande bien mâchée est à demi digérée; rien n'est plus vrai; c'est dans la bouche, par la trituration parfaite des alimens, et par leur mélange intime avec la salive, qu'ils se préparent, au moins autant que dans l'estomac, à fournir du chyle, lorsqu'ils viendront à se mêler avec la bile dans le premier des intestins.

Il n'est sauce que d'appétit (1) est une autre sentence populaire fort ancienne, s'il est vrai que Socrate, se promenant à grands pas devant sa maison, répondit à un de ses amis qui lui en demandoit la cause; *Je me fais une sauce pour mon souper*. Rien n'est en effet plus salutaire; rien n'est au contraire plus faux et plus dangereux que le proverbe, *ce qui plaît à la bouche est doux à l'estomac*. Bien que le sens du goût soit un conseiller assez fidèle, et se révolte souvent à la saveur d'un aliment nuisible, il peut cependant nous induire aux plus fâcheuses erreurs. Des poisons passent sans qu'il nous avertisse de leur qualité vénéneuse. Il est beaucoup moins parfait chez nous que chez les quadrupèdes herbivores, qui, sur plusieurs milliers de plantes dont une prairie est couverte, savent choisir celles qui conviennent à leur nature, et ne touchent

---

(1) Et mieux que Bergerac l'appétit l'assaisonne.

BOILEAU.

Optimum condimentum fames.

point aux autres. Ainsi, quoiqu'il faille avoir égard à l'instinct des malades et à leur appétit, le choix de leurs alimens et de leur boisson doit être éclairé par la science. La maladie déprave souvent le sens du goût, au point qu'il n'est agréablement affecté que par les substances les plus indigestes, comme on le voit, lorsqu'une jeune fille, atteinte des *pâles couleurs*, se plaît à avaler des charbons et de la craie.

J'aime mieux le proverbe, *ce qui est amer à la bouche est doux au cœur*. Il est généralement vrai, quoiqu'on en puisse abuser, comme le font de nos jours ces gourmands qui boivent au milieu d'un festin un verre d'absinthe ou de toute autre liqueur spiritueuse et amère, pour forcer leur estomac, déjà fatigué par un premier service bien suffisant pour une faim ordinaire, de reprendre au milieu de la carrière toute sa force et toute son énergie.

L'art des Apicius, sous le nom de gastronomie, a fait de nos jours des progrès aussi honteux que surprenans. Je ne saurois, au risque de passer pour le disciple de Sancho-Pança, me dispenser de citer à ceux qui rabaissent ainsi la nature humaine, *que les gourmands creusent leur fosse à belles dents;* et qu'*il faut, au lieu de vivre pour manger, manger seulement pour vivre* (1). Le spartiate Euclide, devenu trop gros, fut cité par Lysandre devant les magistrats. Il fut réprimandé d'une chose qui étoit regardée à Lacédémone comme déshonorante; peu s'en fallut qu'il ne fût exilé, pour que son exemple servît de leçon à ses concitoyens. *Insensé*, lui eût dit Pythagore, *quand cesseras-tu de rendre ta prison incommode?*

Tenez chauds les pieds et la tête; au demeurant, vivez en bête. Montaigne nous

---

(1) *Plures occidit gula quàm gladius.*

Claude Minos, dans ses Commentaires sur les emblèmes d'Alciat, cite une épigramme grecque qui renferme le sujet de la fable du *Rat* et de l'*Huître*.

Ostrea clauserunt tacta repente domum,
Deprehensum et tetrò tenuerunt carcere furem
Semet in obscurum, qui dederat tumulum,

ALCIAT.

assure que de tout temps ce proverbe fut dans la bouche du peuple (1). Un plaisant l'a travesti, lorsqu'il suppose que Boerhaave mourant légua à un de ses amis le conseil de tenir sa tête froide, ses pieds chauds, et de se moquer des médecins. Mettons de côté ce dernier précepte évidemment tiré du désir d'aiguiser un proverbe en épigramme; les deux autres ne sauroient être observés avec trop de soin; nos pieds, éloignés du centre de la circulation et des foyers principaux de la chaleur et de la vie, sont aussi de toutes nos parties les moins vivantes et les plus sujettes à l'impression du froid. Leur plante est le siége d'une transpiration qu'il faut bien se garder de contrarier. Souvent, chez les vieillards, les pieds sont frappés de mort avant le reste du corps : ainsi donc toutes les fois qu'une douce chaleur s'y fait ressentir, cela indique le cours libre, énergique et facile du fluide destiné à porter par-tout les élémens de la cha-

(1) *Essais*, liv. II, chap. XII.

leur et de l'activité. *Pour peindre le contentement d'un homme*, dit avec raison M. Couhé dans une thèse soutenue à la Faculté de médecine de Paris, *on dit qu'il a les pieds chauds* : cette expression est heureuse, car elle confond le bonheur et la santé, deux biens qui sont effectivement inséparables.

Quant au précepte de vivre en bête, il s'en faut bien qu'il doive être pris dans l'acception rigoureuse. Autant les travaux forcés de l'esprit sont préjudiciables à la santé du corps, autant l'inaction de cette noble partie de nous-mêmes, lorsqu'elle est trop entière, devient nuisible à ceux qui sont accoutumés d'en faire usage. *L'âme est un feu qu'il faut nourrir, et qui s'éteint s'il ne s'augmente*, a dit un poëte habile à orner la raison de tout l'éclat de l'imagination la plus brillante. Personne mieux que lui n'a suivi ce précepte; il est mort octogénaire. On a remarqué que les gens de lettres poussoient ordinairement leur carrière jusqu'à un terme fort avancé. Entrez dans nos sociétés littéraires, vous les verrez peuplées de vieillards, quoique tous, comme Fontenelle, ne soient pas destinés à pousser leur carrière jusqu'à cent ans. La culture de l'esprit, loin de nuire à la santé, lui paroît donc favorable, lorsqu'elle est contenue dans de justes bornes. Bien plus, en déterminant sur les organes du corps une réaction modérée, elle sert à entretenir et à prolonger leur activité. On croit avoir observé que les vieillards s'éteignent plutôt dans la solitude. « Dans les grandes » sociétés, dit le D. Roussel, si les vieil» lards ne vivent pas plus long-temps, ils » y jouissent du moins plus long-temps » de leurs facultés; l'agitation générale » les soutient contre l'affaissement de la » caducité, comme si dans les sociétés » les individus s'excitoient réciproque» ment à vivre, et se servoient l'un à » l'autre de stimulans. »

Vieux cheval a besoin de repos : Solve senescentem maturè sanus equum, avoit dit Horace: ce proverbe est un des mieux fondés pour ce qui concerne le physique; la vérité n'en sauroit être contestée; elle n'est pas moins évidente sous le rapport moral : avec l'âge s'éteint le feu du génie; les tragédies de la vieillesse de Corneille et de Voltaire les eussent déshonorés, si jamais le génie pouvoit l'être. Il est heureux, pour la gloire de Racine, que les dégoûts suscités par l'envie soient parvenus à l'écarter de la carrière dramatique avant l'âge où, les passions s'éteignant, nous devenons incapables de les peindre. *Quant à moi j'estime*, dit Montaigne, *que nos ames sont désnouées à vingt ans, ce qu'elles doivent être, et qu'elles promettent tout ce qu'elles pourront. Jamais ame qui n'aist donné à cet aage là, aarhe bien évidente de sa force, n'en donna depuis la preuve.* On objectera sans doute l'exemple si souvent cité de J. J. Rousseau, qui ne devint auteur qu'à l'âge de quarante ans. Mais, avant de s'élancer en triomphateur dans la carrière des lettres, Rousseau avoit dans sa jeunesse fait une provision abondante de sensations, de matériaux et d'idées. Concevoir jeune, et exécuter vieux, voilà le secret de beaucoup de compositions, qui, publiées par des personnes avancées en âge, nous étonnent par leur fraîcheur et par leur énergie.

Il n'est pire eau que l'eau qui dort : exprime à la fois un sens moral et un sens physique; cela est vrai au propre comme au figuré. Dans les eaux stagnantes se forment et s'élèvent des miasmes capables d'engendrer des maladies : les hommes trop susceptibles de se contenir, peuvent couver long-temps les desseins les plus funestes (1).

---

(1) Les gens sans bruit sont dangereux ;
Il n'en est pas ainsi des autres.
Le Torrent et la Rivière. LA FONT.

« Car comme on luy (à César) eust un jour rapporté qu'Antonius et Dolabella machinoyent quelque nouvelleté contre luy, il respondict *que ces gras et perruqués ne luy faisoyoient point de paour, mais oui bien ces pales et maigres*, entendant cela de Brutus et de Cassius. » (PLUTARQUE, *traduction d'Amyot.*)

CHAPITRE DIXIÈME.

Erreur de ceux qui regardent la Médecine et la Chirurgie comme deux sciences distinctes. De l'état de la Médecine en France.

DESCENDANS des Gaulois, subjugués par des barbares, nos opinions, nos mœurs, nos usages, nos lois, nous offrent à chaque pas des témoignages de l'ignorance et de la barbarie de nos ancêtres. Des préjugés qu'ils nous ont transmis, et que tous les efforts de la civilisation n'ont pu détruire, aucun n'est plus général et plus absurde que l'habitude de regarder la chirurgie comme une science essentiellement différente de la médecine. Les lois justifient cette croyance, et consacrent en quelque manière leur séparation. Mais, ainsi qu'on va le voir, c'est bien ici qu'il faut se garder de conclure du fait au droit, et que, pour se former des idées justes sur la véritable nature des choses, il faut, suivant le précepte d'Aristote, les étudier en elles-mêmes sans avoir égard aux altérations qu'elles ont éprouvées. *Non in depravatis, sed in his quœ benè secundum naturam se habent, considerandum est quid sit naturale* (1).

Long-temps les mêmes hommes cultivèrent le champ entier de la médecine. Vers le milieu du douzième siècle, en 1163, le concile de Tours défendit aux médecins, alors ecclésiastiques, toute opération chirurgicale, sous prétexte que l'église abhorre l'effusion du sang, comme si celui qu'on répand pour la conservation des hommes ne devoit pas être exempt de cet anathème. C'est à cette époque qu'il faut faire remonter la véritable séparation de la médecine et de la chirurgie. Rejetée du sein des universités, celle-ci fut abandonnée aux laïcs, alors presque

(1) Aristot., *Politic.*, lib. 1.

tous illétrés. Dès ce moment on oublia que la médecine et la chirurgie avoient une commune origine, que la dernière ne constitue point une science distincte, qu'elle n'est qu'un moyen de la médecine le plus puissant, à la vérité, et le plus efficace, et que c'est seulement dans l'insuffisance bien reconnue du régime et des médicamens que pour obtenir la guérison d'une maladie, le médecin a recours enfin à l'opération chirurgicale.

La chirurgie, abandonnée aux laïcs, fut regardée comme inférieure à la médecine; et tandis que, comme on l'a dit, la médecine honorée jouissoit avec orgueil des priviléges des universités, la chirurgie, repoussée de leur sein et dépouillée de sa dignité primitive, marchoit humblement confondue avec les professions mécaniques sous la bannière des communautés. Enfin, après plusieurs siècles, la force des choses, puissance contre laquelle il est impossible de lutter toujours avec avantage, un heureux concours de circonstances favorables relevèrent la chirurgie de l'état de dégradation dans lequel elle étoit tombée, l'académie de chirurgie fut instituée, des places de professeurs furent créées pour l'enseignement spécial de cette partie de l'art de guérir. La constituer ainsi (1), c'étoit consacrer sa séparation d'avec la médecine, et sanctionner par une loi un préjugé populaire.

Mais ce fut vainement que l'on essaya de séparer des choses essentiellement inséparables : aussi, depuis comme avant l'établissement de l'académie, vit-on médecins et chirurgiens, incertains sur les limites de leur domaine, empiéter réciproquement et combattre sans relâche pour la conservation de droits chimériques. La révolution vint enfin mettre un

(1) La Peyronie, premier chirurgien de l'un de nos rois (Louis XV), fut un des promoteurs les plus ardens de la nouvelle institution. Il vouloit, disoit-il, élever un mur d'airain entre la chirurgie et la médecine. « Et de quel côté mettrez-vous le malade, lui répondit un ministre qu'il entretenoit de ces idées? »

terme au scandale de leurs débats. La médecine et la chirurgie furent rendues à leur unité primitive ; et, bien que des lois postérieures aient rétabli quelques distinctions purement nominales, la médecine et la chirurgie restant réunies dans l'enseignement, on peut dire qu'il n'existe plus de différence réelle entre les médecins et les chirurgiens proprement dits.

Tous les médecins ne peuvent cependant point se livrer à la pratique des grandes opérations. Cette pratique, qui constitue essentiellement lé chirurgien, suppose l'exercice de l'art dans les hôpitaux des grandes villes ; elle veut, dans celui qui s'y livre, plusieurs qualités indispensables toujours refusées au plus grand nombre. Le chirurgien, dit Celse, doit être jeune, ou du moins peu avancé en âge ; il faut qu'il ait la main ferme, adroite, et jamais tremblante ; qu'il se serve de la gauche et de la droite avec une égale dextérité ; qu'il ait la vue claire et perçante, et qu'impitoyable lorsqu'il veut guérir celui dont il s'est chargé, il ne se hâte point ni ne coupe moins qu'il ne faut, mais achève son opération comme si les plaintes du patient ne faisoient aucune impression sur lui. Ce n'est pas néanmoins que le chirurgien doive être insensible (1), mais au moment de l'opération toute émotion seroit foiblesse. Cet imperturbable sang-froid, plus rare encore que l'adresse, est la qualité la plus précieuse dans la pratique de notre art. La dextérité s'acquiert par l'exercice; la fermeté de l'âme est un don de la nature. Celui qu'elle en a doué, éclairé par le flambeau de l'anatomie, entreprend sans hésiter les opérations les plus épineuses, et, se hâtant avec lenteur, arrive au but par l'observation de tous les préceptes. C'est cette fin qu'il ne faut jamais perdre de vue, et sur

(1) Aucune erreur n'est plus répandue et plus fortement enracinée, chose bizarre! Un guerrier, dont le fer destructeur moissonne en un jour de combat plus de cent victimes, n'est cependant point pour cela accusé d'insensibilité.

laquelle on ne sauroit recueillir son attention avec trop de force, qui dérobe la connoissance des cris du malade et le spectacle de ses douleurs.

Mais, si tous les médecins n'ont point cette fermeté d'âme qui rend capable d'appliquer le fer et le feu au corps de l'homme pour obtenir la guérison des maux rebelles aux secours ordinaires de la médecine; si le plus grand nombre manque de l'habileté de la main, fruit d'un fréquent exercice, tous doivent savoir cela même, qu'ils ne pourroient exécuter afin de mieux juger des cas où il est indispensable d'y avoir recours. D'un autre côté, l'opérateur doit savoir non-seulement pourquoi, où, comment et quand il est nécessaire d'opérer; ce qu'il faut faire avant, pendant et après l'opération; il doit encore tout tenter pour la rendre inutile, et n'y recourir qu'après avoir épuisé tous les remèdes plus doux. Ces vérités aujourd'hui bien senties, on ne doit plus craindre de voir revenir ces temps éloignés, où, plein d'une morgue pédantesque, un docteur prétendoit décider de la nécessité d'une opération qu'exécutoit sous ses yeux le chirurgien, véritable manœuvre; ou ces temps plus modernes, et dont nous avons été nous-mêmes témoins, où le plus habile opérateur voyoit périr le malade qu'il avoit opéré avec le plus de dextérité, par l'effet d'une fièvre secondaire qu'il n'avoit pas su prévoir, et dont il ignoroit le véritable remède. La chirurgie ne peut être que l'apanage du petit nombre. Aussi, dans les temps où cet art avoit des écoles séparées, voyoit-on une foule de chirurgiens qui exerçoient de la chirurgie seulement la partie qui en mérite à peine le nom, faisoient des saignées, posoient des sangsues, appliquoient et posoient des vésicatoires et des cautères, et pratiquoient ouvertement la médecine qu'on ne leur avoit point enseignée.

On doit espérer que, désormais rendue à son unité primitive, la médecine marchera de pair avec les autres parties des sciences naturelles, et s'avancera plus rapidement vers sa perfection. Peut-être, pour égaler les anciens, a-t-il manqué aux modernes de cultiver la médecine avant qu'un préjugé barbare en eût divisé le domaine. Toutefois on ne peut se dissimuler que la réunion de la médecine et de la chirurgie, opérée au milieu des troubles et des orages inséparables d'une révolution politique, ne soit loin encore d'être entièrement consommée. Plutôt rapprochées que réunies, des semences misérables de rivalité et de discorde subsisteront entre ceux qui les cultivent, jusqu'à ce que toutes les traces d'une injuste distinction soient complètement effacées. Il est besoin surtout que les professeurs des facultés de médecine réduisent à leur juste valeur toutes les limites arbitrairement posées entre les diverses parties de la science qu'ils sont chargés d'enseigner. Il faut que les médecins et les gens du monde soient bien convaincus que l'art d'opérer repose sur les mêmes bases, et suppose les mêmes études que celui d'administrer des médicamens; qu'il n'existe entre eux d'autre différence que celle des moyens qu'ils mettent en usage. Ici ce sont des instrumens que l'œil dirige, et que la main conduit; là des agens que la main ne peut guider, et dont l'action ne peut être suivie que par les yeux de l'intelligence. Lorsque ces notions, dictées par le simple bon sens, seront devenues populaires, les fausses idées du public seront changées, et la médecine et la chirurgie, déjà rapprochées par l'immense bienfait d'une instruction commune, seront enfin rendues à leur unité primitive.

Si l'on disoit à un homme absolument étranger à la médecine, que dans des temps d'ignorance les médecins et les chirurgiens s'étoient partagé le vaste domaine des maladies, et que leur connoissance fait encore aujourd'hui l'objet de deux sciences distinctes, connues sous les noms de pathologie interne et de pathologie externe, il demanderoit sans doute s'il existe de véritables limites entre ces deux parties d'une même science : une division des maladies qui distingueroit celles qui affectent le côté droit du corps de celles qui affectent son côté gauche, seroit aussi raisonnable, et l'on ne pourroit alléguer en faveur de la division adoptée qu'un usage aussi ancien qu'il est absurde. Les botanistes n'ont jamais exclu de leurs classifications les plantes soumises à la culture, sous prétexte que leur connoissance n'intéressoit que les cultivateurs. Voilà cependant ce qu'ont fait les médecins par rapport aux maladies, et cette erreur capitale frappe d'un vice radical presque tous les systèmes nosologiques, à l'aide desquels tant d'auteurs recommandables se sont efforcés d'en faciliter l'étude (1).

---

(1) Voyez, pour de plus amples détails, qui seroient déplacés dans un ouvrage de la nature de celui-ci : *Nosographie chirurgicale*, tome 1, 3e édit. En donnant ce titre à son ouvrage, l'auteur a sacrifié à l'usage, et n'en reste pas moins convaincu qu'il est impossible de classer *séparément* les maladies dites chirurgicales.

Cette distribution arbitraire des maladies ne se bornoit point à l'enseignement; elle s'étendoit encore à la pratique, et la détermination des maladies dont le traitement étoit du ressort de la chirurgie, ou bien appartenoit aux médecins, étoit une source perpétuelle de contestations et d'incertitudes. L'ancienne faculté de médecine de Paris, jalouse de conserver ses priviléges, veilloit avec soin à ce que certains de ses membres s'adonnassent spécialement au traitement des maladies des yeux, et se missent à même de pratiquer les opérations qu'elles réclament. Or ces opérations exigent la dextérité chirurgicale la plus consommée. Il en étoit de même de la pratique des accouchemens : des individus appartenant aux deux corporations s'y livroient concurremment. Au contraire, des maladies dans lesquelles l'opération de la main ne contribue à la guérison que d'une manière très-accessoire, les ulcères, par exemple, se trouvoient dévolus aux chirurgiens par un antique usage. Il en étoit de même de la maladie vénérienne. Quoique bien des médecins se soient adonnés de tout temps à cette branche lucrative de l'art de guérir, un ancien préjugé faisoit regarder les chirurgiens comme plus habiles à les traiter. Cette opinion, qui subsiste encore, tire évidemment son origine de l'état de l'art à l'époque où la découverte de l'Amérique fit connaître la maladie vénérienne aux habitans de l'ancien Monde. Vers la fin du quinzième siècle, la médecine en Europe étoit, comme on sait, presque exclusivement cultivée par les prêtres (1). Ils auroient cru déroger à la dignité de leur ministère en s'occupant de la connoissance et de la guérison du

(1) L'ancienne Faculté de Médecine de Paris devait son origine à quelques chanoines de Notre-Dame, qui avoient coutume de s'assembler à certains jours de la semaine autour de l'un des bénitiers de l'église, et là, donnoient des conseils aux malades. Il en a été de même des autres Facultés ; elles doivent leur naissance au zèle des évêques et des chanoines de Paris.

mal immonde. Ils l'abandonnèrent aux chirurgiens laïcs, dont les successeurs ont dans la suite regardé l'ancienne possession comme un titre suffisant de propriété. C'est par un motif semblable que Roger, Roland, Bruno, Guillaume de Salicet, Lanfranc, Gordon, et Guy de Chauliac, qui ont écrit sur la médecine dans le cours du treizième et du quatorzième siècle, n'ont point traité des maladies des femmes, matière, disent-ils, que les ecclésiastiques doivent ignorer.

La réunion de la médecine et de la chirurgie, fruit heureux d'une révolution qui nous devoit bien quelques dédommagemens, par tant de maux dont elle fut la cause; l'amélioration incontestable des études médicales, tant d'utiles résultats

---

Le savant Pasquier a établi depuis long-temps, par des preuves sans réplique, que l'opinion qui attribue à Charlemagne la fondation de l'université, ne porte sur aucun fondement raisonnable. *Recherches de la France*, par Estienne Pasquier, conseiller, etc., livre IX, chap. 3 et suiv.

obtenus dans un si court espace de temps ne sont point des gages certains d'un retour vers des idées plus saines, à un régime plus raisonnable et moins imparfait. Tout, au contraire, nous démontre la réalité d'un mouvement rétrograde dont il est impossible de déterminer les conséquences et la durée. Déjà les professeurs des Ecoles de médecine, un moment débarrassés d'un costume gênant, s'en voient affublés de nouveau. Embarrassés dans leurs vêtemens, devenus inhabiles aux démonstrations anatomiques, comme à toute autre espèce d'opérations manuelles; n'est-il pas à craindre que, croyant déroger à leur dignité en se débarrassant de ces entraves, ils ne bornent leurs leçons à de vains discours? D'ailleurs, ceux qui ont réfléchi sur l'origine et sur la liaison des idées, savent qu'elles sont sans cesse influencées par les objets extérieurs, et qu'en mettant obstacle aux libres mouvemens du corps, des vêtemens incommodes s'opposent au libre exercice de la pensée. Ajoutez à l'embarras qui naît du costume, l'obligation de parler latin dans les examens destinés à s'assurer de la capacité des aspirans au doctorat. Ne doit-on pas redouter qu'habitués à penser en français, et tenus de s'exprimer en latin, le professeur et l'élève n'effleurent trop souvent les questions qu'ils devroient approfondir, ou que l'embarras du récipiendaire ne soit imputé à la difficulté qu'il a de parler latin, tandis qu'elle tient à l'ignorance des choses indispensables à quiconque aspire à pratiquer la médecine? Cette science est sans contredit celle où il est le plus utile de s'exprimer avec clarté, et d'éviter toute ambiguïté de termes, car le moindre équivoque peut coûter la vie au malade. La langue française, dont les constructions sont le moins éloignées de l'ordre naturel des idées, dont la clarté fait en quelque sorte le caractère distinctif, convient spécialement aux médecins. L'inversion et tous les autres avantages des langues grecque et latine en matière de goût, deviennent des défauts quand on les applique à des objets scientifiques : et l'on a dit avec raison que la langue française est la langue des sciences et de la philosophie, tandis que les langues anciennes, plus favorables à l'imagination, conviennent davantage aux orateurs ainsi qu'aux poëtes.

Nonobstant ces imperfections, il est impossible de méconnaître les heureux changemens opérés de nos jours dans l'enseignement de l'art de guérir ; mais, considérée relativement à son exercice, envisagée comme profession libérale, la médecine est loin d'avoir éprouvé les mêmes améliorations. La considération attachée à sa pratique est généralement diminuée, ce qui dépend évidemment de plusieurs causes dont les unes tiennent à la nécessité des circonstances, tandis que les autres doivent être attribuées au vice des lois relatives à l'exercice de la médecine.

La multitude de ceux qui s'y livrent doit être mise au nombre des principales causes de sa dépréciation. Une foule profane inonde les parvis du temple où l'on encense le dieu d'Epidaure, et tout semble conspirer à la grossir. La révolution, en fermant plus d'une carrière, jadis ouverte, dirigea vers la médecine un grand nombre d'individus séduits par l'attrait d'une profession libérale, indépendante, et sur laquelle les changemens politiques n'ont aucune influence. Depuis lors, le besoin d'un grand nombre d'hommes pour le service de santé des armées, a entretenu l'affluence actuellement augmentée par les avantages que la loi promet à ceux qui suivront cette carrière. Appelés au moment où leur instruction est à peine ébauchée, ils y passent plusieurs années; et, libres enfin du service militaire, ils reviennent dans leurs foyers y exercer un art qu'ils n'ont point appris. Le plus grand nombre se contente du titre d'officier de santé, et n'aspire point à celui de docteur, qu'auçun avantage réel n'accompagne. Le public, en effet, ignore que les dernières lois ont fait des officiers de santé une classe subordonnée. Les personnes les plus éclairées appellent indistinctement de ce nom tous les hommes qui exercent quelqu'une des parties de l'art de guérir; partout les officiers de santé sont appelés à remplir des fonctions publiques, malgré l'article formel de la loi qui les en exclut. Dans l'état actuel des choses il est même assez difficile de dire pourquoi beaucoup d'individus aspirent au doctorat, se soumettent à de longues études, et subissent des épreuves rigoureuses pour obtenir un titre sans valeur.

On ne sauroit trop le redire : la création d'une troisième classe de médecins sous le nom d'officiers de santé, doit inévitablement priver la médecine pratique de toute considération. Ils ne peuvent, il est vrai, s'ingérer dans le traitement des maladies les plus graves ni pratiquer les grandes opérations; mais comment assurer l'observation de cet article de la loi, et poser des bornes à une confiance aveugle. Supprimer la classe des officiers de santé, élever au doctorat ceux qui s'en trouveront dignes, interdire aux autres l'exercice d'un art qu'ils dégradent et qu'ils avilissent, tel est le vœu unanime des personnes qui s'intéressent à sa dignité. Vainement l'on exigera de plus longues études, et l'on soumettra les aspirans au doctorat, à des examens plus multipliés et plus sévères, on ne fera qu'accroître le nombre des officiers de santé, certains de jouir, sous un nom équivoque, de tous les avantages auquel une loi non observée semble appeler exclusivement les docteurs.

Je ne saurois passer ici sous silence un dernier abus qui, né de nos jours, outre qu'il couvre les médecins d'un grand ridicule, n'est pas moins nuisible aux véritables progrès de la médecine. Il n'est aucun individu de notre profession qui ne puisse aujourd'hui joindre à son nom quelque titre académique. La capitale et les provinces fourmillent de sociétés médicales, qui sous divers noms rassemblent tous les médecins jaloux d'en faire partie.

On m'a assuré que Paris en comptoit jusqu'à huit sous différentes dénominations (1). Là s'établissent, s'accréditent et se propagent les doctrines les plus fausses; et les saines traditions seroient perdues sans retour, si les corporations enseignantes n'en conservoient fidèlement le dépôt précieux. Lorsqu'autrefois deux corps académiques établis par le gouvernement veilloient à l'illustration et travailloient aux progrès de la médecine, des faits controuvés, des observations apocryphes n'eussent point obtenu leur sanction. Il est utile sans

---

(1) Il n'est pas hors de propos de raconter à ce sujet une anecdote récente. Quatre jeunes docteurs, ne manquant ni d'esprit, ni de lumières, se réunirent chez l'un d'entre eux, et, se constituant en société académique, s'expédièrent et se contresignèrent mutuellement d'authentiques diplômes; après quoi la société, à laquelle ils avoient donné un nom assez imposant, fut dissoute aussitôt que formée.

doute que des observateurs répandus dans tous les lieux recueillent les faits observés, et les soumettent aux lumières des compagniès savantes ; mais celles-ci doivent être en petit nombre et tellement composées, qu'elles puissent non-seulement juger de la valeur de l'observation offerte, mais encore de la possibilité du fait raconté.

Le rétablissement des anciens colléges de médecine ne remédieroit point à tant d'abus; et l'on peut affirmer que les inconvéniens attachés à l'ancien état de la médecine en France étoient et plus graves et plus nombreux. L'imperfection seroit-elle donc le caractère distinctif des choses humaines? et faut-il regarder la perfectibilité indéfinie de notre espèce comme un rêve de la philosophie? On pourroit croire que l'homme est condamné par la foiblesse de sa nature à rouler éternellement dans le même cercle de préjugés et d'erreurs; sa perfectibilité, sans être renfermée dans des bornes aussi étroites que celle des autres espèces animales, n'est cependant point indéfinie. Le privilége dont il jouit de pouvoir léguer à ses descendans, au moyen de l'écriture, les fruits de son expérience, paroîtra d'un bien foible avantage, si l'on réfléchit à combien peu nous sert l'expérience d'autrui. L'histoire des temps passés nous apprend que les sociétés humaines (1), parvenues au plus haut degré de la civilisation et des lumières, subissent des révolutions physiques ou morales qui les ramènent comme invinciblement à cet état d'ignorance et de barbarie, d'où les efforts successifs de plusieurs générations les avoient fait lentement sortir. D'ailleurs, dans la

(1) L'état de société est pour l'espèce humaine, comme pour celle des castors et des abeilles, le véritable état de nature; dispersés par la force ou par le besoin, privés du secours de leurs semblables, les hommes ne peuvent jouir de l'entier développement de leurs facultés, et s'abrutissent de la même manière qu'on voit le castor, l'abeille, et plusieurs autres animaux, séparés de ceux de leur espèce, devenir moins industrieux dans cet état d'isolement et de solitude.

succession continuelle des âges, la mémoire des temps antérieurs s'altère à la longue et finit par s'éteindre, comme on voit les sons éclatans d'une musique guerrière affoiblis par degrès, à mesure que s'accroît la distance qui nous en sépare, n'être plus bientôt qu'un bruit lointain et confus, qui lui-même enfin s'évanouit.

CHAPITRE ONZIÈME.

Des remèdes secrets. Des charlatans. Du vrai médecin. Du tact en médecine. Des médecins allemands. Des pratiques exclusives. Des sarcasmes dont la médecine fut de tout temps l'objet.

Pour le plus grand nombre des médecins, comme pour le peuple, dit avec raison Zimmermann, la médecine-pratique n'est autre chose que le bonheur de posséder une recette pour chaque incommodité. Aussi se montrent-ils plus jaloux de paroître en avoir un grand nombre que de discerner, ce qui est bien plus important et plus difficile, le véritable caractère de chaque maladie. En médecine ce ne sont point les remèdes qui manquent; telle pharmacopée renferme plus de vingt mille recettes, où les charlatans vont chercher leurs remèdes prétendus nouveaux. Ce ne sont point, dis-je, les remèdes qu'il est difficile de trouver, mais l'art de les appliquer convenablement. Trop souvent les ordonnances des médecins étalent un luxe inutile de substances hétérogènes qui, dans leur action respective, détruisent réciproquement leurs vertus, et donnent naissance à des composés nouveaux dont l'effet est nécessairement différent de celui qu'on se proposoit d'obtenir. Les malades ont eux-mêmes contribué au succès de cette *polypharmacie*. La plupart ne se confient que dans les médicamens les plus composés. L'addition de quelque ingrédient bizarre, de quelque substance singulière, accroît toujours leur confiance. En médecine, comme en tout genre, le charlatanisme est fils de la crédulité, et les fripons naquirent des dupes. Cet abus a fourni à Montaigne l'une de ses plaisanteries les plus piquantes contre les médecins : « Le » choix, dit-il, de la pluspart de leurs » drogues est aucunement mystérieux et

» divin; le pied gauche d'une tortue, » l'urine d'un lézart, la fiente d'un élé- » phant, le foie d'une taupe, le sang tiré » de l'aile droite d'un pigeon blanc; et » pour nous autres coliqueux (tant ils » abusent dédaigneusement de notre mi- » sère!), des crottes de rat pulvérisées, ou » telles autres singeries qui ont plus le » visage d'un enchantement que d'une » science solide. »

Ce penchant si naturel à l'homme de rechercher et d'admirer ce qu'il ne comprend pas, s'augmente toujours dans la foiblesse produite par la maladie. J'ai vu un savant épuisé par des excès de travaux et d'études, avaler tous les matins quelques gouttes de sang tirées avec une pointe d'épingle de la crête d'un coq que l'on forçoit à la course; il lui sembloit impossible qu'un tel moyen ne jouît pas de quelque vertu surnaturelle pour le rétablissement de ses forces. C'est pour cette raison que tant de médicamens et de préparations sont désignés sous des noms si fastueux et si bizarres : *Catholiques doubles, catholiques simples, vin thébaïque, poudre des trois diables, poudre de joie, élixir de longue vie, grains de vie, grains de santé*, etc., comme si la vie et la santé étoient des substances matérielles susceptibles d'être partagées en petites parties.

Chargé plusieurs fois, ainsi que mes savans collègues professeurs à la Faculté de médecine de Paris, de l'examen des remèdes secrets, j'ai vu constamment que les inventeurs de ces recettes les avoient puisées dans les livres de l'art, et les présentoient sans avoir employé la précaution, cependant si facile, d'en déguiser la composition. L'un d'eux prend des sels purgatifs bien connus, et de leur mélange fait un sel auquel il donne son nom, mixte qui, comme on le pense bien, jouit encore de la vertu purgative : celui-ci associe certaines plantes dont les qualités sont dès long-temps appréciées ; mais il prétend avoir remarqué qu'elles n'ont de vertu qu'autant qu'elles sont cueillies en certaine saison de l'année, et voilà en quoi sa précieuse découverte consiste : d'autres intentent des procès pour le débit exclusif d'un collyre contre les maux d'yeux, ou de tel autre médicament dont la recette existe depuis mille ans dans les livres des médecins arabes. Qui croiroit que chaque année la Faculté de médecine de Paris, consultée par le ministre de l'intérieur, examine plusieurs centaines de ces découvertes et de ces secrets merveilleux que croient fermement avoir trouvés *des militaires retirés du service, des maires de village, des personnes honnêtes et charitables habitant la campagne, des ecclésiastiques, des femmes pieuses*, et quelquefois même des médicastres qui, semblables au chevalier *Huon de Bordeaux*, dans l'*Oberon* de Wieland, sont forts sur la foi, quoique foibles dans la doctrine ? Il faut tout voir, tout examiner, ne repousser aucune découverte : voilà quelles sont les raisons banales avec lesquelles on excuse l'attention accordée à toutes ces inepties.

Qui ne croiroit, en lisant le décret dernièrement rendu sur les remèdes secrets, que ce genre de charlatanisme se trouve menacé d'une fin prochaine? Cependant à peine la commission instituée pour leur examen a-t-elle commencé ses travaux, que de nouvelles réclamations s'élèvent de toutes parts; tous déclinent sa jurisdiction légale; celui-ci prétend que depuis longtemps son remède a reçu la double sanction de l'autorité et de l'expérience; celui-là feint des doutes sur l'impartialité des juges, et, chose honteuse, il n'en est aucun qui ne trouve des échos et des appuis. En vain le gouvernement, fatigué de ces clameurs, a-t-il institué un nouveau tribunal et de nouveaux juges, destinés à décider de la justice de tant de réclamations; il est permis de croire qu'il seroit plus facile au héros du siècle de ranger le monde entier sous ses lois, que de terrasser et d'anéantir l'hydre du charlatanisme.

Il est en effet au-dessus de toute puissance humaine de déraciner du cœur de l'homme certains penchans qui tiennent essentiellement à sa nature, et l'impuissance de la médecine dans le traitement de plusieurs maladies doit être regardée comme le plus solide fondement du charlatanisme. Les maux incurables forment essentiellement son domaine ; dans ces maladies, malheureusement trop nombreuses, les vaines promesses des charlatans sont comme une fausse monnoie dont l'esprit du malade a besoin. L'homme le moins éclairé, atteint d'un mal incurable, a bientôt deviné l'opinion de son médecin. Etonné de l'inefficacité des remèdes, fatigué de la longueur du traitement, peu satisfait des réponses évasives que l'on fait à ses questions, il quitte l'emploi des palliatifs, et s'abandonne avec confiance au charlatan qui lui promet hardiment de le guérir. Heureux lorsque les remèdes qu'on lui administre, au lieu de substances inertes, incapables de nuire, ne recèlent pas des poisons dangereux!

Il est pour les médecins dignes de ce nom un fondement assuré de la réputation. Rien n'est capable d'y porter atteinte, lorsqu'elle repose sur ce fondement inébranlable : je veux parler du jugement de leurs *pairs*, de l'estime et de la considération de leurs confrères. Quoique l'envie et la mauvaise foi altèrent trop souvent les jugemens de cette nature, ils sont en général aussi justes qu'éclairés. Un accoucheur célèbre a été récemment exposé à l'attaque la plus scandaleuse; malgré la publicité de cette agression injuste, sa réputation, fondée sur un talent supérieur, n'en a reçu aucune atteinte. L'estime raisonnée de ses confrères a prévalu contre les menées de l'intrigue et de l'ignorance. Ce seroit ici le lieu d'apprécier la vanité de ces réputations qui, nées d'un hasard heureux, tombent aussi par l'effet d'un événement funeste. Analogues aux succès de coterie en littérature, ces réputations de société en médecine sont encore moins durables. On réussit à traiter des maladies légères, dont le malade crédule s'exagère la gravité, et l'on échoue dans une cure plus importante. C'est surtout au milieu de la tempête que le pilote habile se distingue du matelot. Faut-il livrer à la risée ces médecins aussi ignorans qu'ignorés, véritables commères qui, comme Gulliver, raconte dans son voyage très-véridique à Lilliput, excellent à redire dans une maison ce qu'ils ont appris dans une autre? Ils nous rappellent que c'est à un médecin de Venise qu'on doit la première gazette.

Parmi les médecins, le plus savant est-il toujours le plus habile et le plus digne de la confiance? Il est pour nous une qualité plus désirable et plus utile que la doctrine la plus profonde; je veux parler du *tact*, de cette qualité précieuse accordée ou refusée par la nature, qui est en médecine ce qu'est le goût en littérature. Elle tient à la sensibilité heureusement perfectionnée par l'éducation. Celui qui en jouit nous étonne par des aperçus prompts autant que fins et délicats, et par des déterminations aussi justes que rapides. Le médecin doué du tact, a seul dans le moment du danger ces inspirations heureuses, ou, pour nous servir de la sublime expression de Bossuet, ces *illuminations* soudaines qui lui révèlent ce qu'il faut faire, et lui donnent l'assurance nécessaire pour frapper le coup décisif. Tandis que l'érudit, accablé sous le poids d'une science superflue, hésite et chancèle, incertain entre mille moyens qu'elle lui présente; celui-ci, moins savant, mais mieux savant, comme disoit Montaigne, démêle les circonstances essentielles, et sans donner trop d'attention aux phénomènes accessoires, écueil ordinaire des érudits, voit le but et l'atteint avec certitude. L'érudit ne tue point le malade, comme le dit souvent un vulgaire injuste; mais il le laisse mourir au milieu de ses indécisions perpétuelles. Hésitant toujours, il combat partiellement les symptômes, et, comme on l'a dit, élague les branches, tandis que le tronc croît sans cesse avec le danger. L'union de l'érudition et du tact dans une juste proportion, est la chose la plus rare et la plus désirable dans l'exercice de notre art. Je connois un médecin qui réunit à un degré éminent ces deux avantages si précieux et si peu communs. Mais la vérité, pour lui, seroit suspecte d'adulation, et je m'abstiendrai de le nommer.

Si le médecin le plus savant n'est pas toujours le plus habile, en sera-t-il de même du plus fameux? La célébrité dont un médecin jouit ajoute à ses talens, et l'on pourroit dire que de deux hommes d'un mérite d'ailleurs égal, celui qui l'emporte pour la réputation est aussi le plus digne de la confiance. Il nous sera facile de démontrer là vérité de cette assertion paradoxale. Le médecin qui jouit de tous les avantages de la célébrité porte dans l'application des secours de son art, une confiance égale à celle qu'il inspire. Des considérations timides ne viennent point l'enchaîner, et ne rendent pas sa main incertaine. Seul il peut attendre et ne rien faire, tant qu'il n'existe pas d'indications; et, comme le plus grand nombre des fautes qui se commettent dans le traitement des maladies, vient de ce besoin d'agir dont est tourmenté le praticien obscur, qui craint à chaque moment de perdre son malade, il suit que le médecin, assez fort de sa position et de sa renommée pour commander la confiance du malade et braver les ridicules propos de ceux qui l'entourent, mérite généralement d'être préféré. J'ai vu plus d'un jeune médecin, d'ailleurs instruit, gémir de cette espèce d'esclavage où les enchaînoit le défaut d'un emploi public, d'un nom ou d'une fortune qui leur assurât une juste et noble indépendance; forcés d'obéir aux vains caprices des malades qui jugent volontiers du savoir de leur médecin par la multitude et la diversité de ses ordonnances, leur principale étude est souvent de les varier au détriment de la véritable méthode curative: car en médecine, comme ailleurs, presque toujours un seul sentier conduit à la vérité, tandis que mille chemins mènent à l'erreur.

Sous le rapport du *tact*, les médecins français me paroissent supérieurs à ceux des autres nations. L'incontestable prééminence de la chirurgie française est universellement reconnue. La médecine proprement dite me semble jouir de la même supériorité : peut-être moins érudits que les Allemands, les médecins français l'emportent sur eux dans la pratique. Tacticiens moins profonds que ceux d'Allemagne, nos militaires ont sur eux l'avantage, et suppléent par la valeur, par l'activité, la netteté du coup d'œil, la rapidité des déterminations et la prestesse des mouvemens, à ce qui peut leur manquer dans la connoissance des règles. Je pense qu'il en est de même pour la médecine, science, sous ce rapport, plus analogue à l'art de la guerre qu'on ne le pense communément. Toutefois le temps n'est point éloigné où parler un mauvais français, *germaniser*, étoit à Paris, pour un médecin, un moyen presque infaillible de réussir.

Je remarquerai à ce sujet que les Allemands, d'ailleurs si froids et si réfléchis dans le calcul de leurs intérêts privés, sont peut-être le peuple du monde le plus susceptible de séduction, d'entraînement et d'enthousiasme. Les médecins de cette nation sont aujourd'hui partagés entre la doctrine de Brown et celle des nouveaux chimistes. La plupart des médecins systématiques, tels que Vanhelmont, Stahl, Hoffmann, écrivoient en Allemagne. On peut ajouter encore que de ce pays-là nous viennent en plus grand nombre les folies qui déshonorent la raison humaine. En Allemagne ont pris naissance les réunions mystérieuses des francs-maçons, des roses-croix et des illuminés. La fureur de dogmatiser y a produit le plus grand nombre des sectes qui divisent la religion chrétienne. Depuis les Monades de Leibnitz, l'Allemagne a vu éclore et tomber tour-à-tour un nombre infini de théories métaphysiques. Wolf, Swedenborg, Kant naguère, Schelling, Fitche aujourd'hui, ont successivement gouverné leurs philosophes. Les Recherches physiognomoniques de Lavater, la Cranioscopie du Dr Gall, y ont été généralement accueillies; et, tandis que chez nous les gens du monde seuls se passionnent pour de prétendues découvertes que les savans reçoivent avec dédain, toute l'Allemagne prend feu, des partis se forment, des disputes polémiques s'engagent et donnent naissance à des milliers de volumes débités chaque année à la foire de Leipsik, théâtre ordinaire de ces sortes de combats.

Cette disposition si remarquable des esprits chez les médecins et chez les savans d'Allemagne, semble tenir au climat. Elle est au reste fort ancienne; Tacite, écrivant sur les mœurs des Germains, nous apprend que ces peuples croient aux auspices et aux divinations plus que nation au monde. *Auspicia sortesque ut qui maximè observant.* Les Italiens (1), comme nos aînés, et les Anglais, nos vrais émules, me paroissent de beaucoup supérieurs dans toutes les parties des sciences, des arts et de la littérature.

C'est ici le lieu de blâmer hautement les pratiques exclusives. Rien n'est plus commun que de rencontrer des médecins qui appliquent le même remède à tous les maux, en sorte qu'on peut annoncer d'avance quels moyens ils conseilleront à ceux qui réclament leurs secours : celui-ci administrera infailliblement un vomitif; rien ne sauvera du vésicatoire le

(1) C'est surtout en médecine que les savans d'Italie méritent notre reconnoissance ; l'anatomie, la chirurgie, en un mot, toutes les parties des sciences médicales y étoient déjà cultivées avec succès, que nous étions encore couverts des ténèbres les plus épaisses de la barbarie. Les médecins italiens, de nos jours, semblent avoir hérité des talens de leurs prédécesseurs, et en soutiennent dignement la gloire. Je me contenterai de citer MM. Moscati, Scarpa, Mascagni, et M. Corona, si connu par la profondeur, l'étendue et la variété de son érudition dans tous les genres.

malade qui a appelé son confrère: celui-là n'a de foi qu'en la saignée; il a fait verser à lui seul autant de sang qu'un roi dévoré de la soif des conquêtes, et ses ordonnances, semblables aux lois de Dracon, sont écrites en traits de sang. Du reste, il meurt lui-même victime de sa méthode; atteint d'une indisposition légère, il s'épuise par de fréquentes saignées, et devient sérieusement malade. Rien n'accuse autant les bornes de l'esprit et la petitesse des vues. C'est ressembler au charlatan ignare, dont le remède convient, dit-il, aux fractures comme à la fièvre, aux fluxions de poitrine comme au mal de dents. Appelé en consultation auprès d'un malade, j'y rencontrai un vieux médecin, ennemi déclaré des purgatifs; le besoin en étoit néanmoins évident. J'osai proposer une purgation légère. « Allez, allez, me dit mon homme asservi » à son ridicule usage, quarante années » de pratique m'ont appris ce qu'il faut » penser de ces fariboles. » Si quelque chose pouvoit l'excuser, c'est peut-être l'énorme abus que l'on a fait de cette espèce de secours. Du temps de Molière, la médecine consistoit principalement dans leur usage. Chirac, médecin du régent, donnoit le précepte rigoureux de purger au moins de deux jours l'un; cette pratique avoit tellement prévalu à Paris, que l'on en observe encore l'influence : le peuple ne se croit bien guéri qu'après avoir achevé le traitement d'une maladie par deux purgations. A-t-on omis de se conformer à l'usage, il ne manque pas d'attribuer à cet oubli tous les maux qu'il éprouve par la suite. Bien plus, le mot générique de *remède* (1) a été transporté

(1) On ignore que nous devons à une intrigue de cour la substitution du mot *remède* à celui de *lavement*. Les jésuites ayant trouvé que cette expression équivoque étoit plus honnête, le Père Letellier pria Louis XIV d'en faire usage, et de demander son remède au lieu de son lavement. Le grand roi voulut bien lui accorder cette grâce; et, dès ce moment, l'Académie reçut l'ordre d'insérer ce mot dans son Dictionnaire, avec sa nouvelle acception.

de la classe à l'individu ; il est reçu pour désigner un des moyens d'entretenir la liberté du ventre. Philippe Hecquet, le même que l'on soupçonne Le Sage d'avoir choisi pour l'original du portrait de San-Grado, a cependant écrit un livre (1) contre l'abus des purgations.

Les médecins qui prétendent reconnoître les maladies par l'examen des urines, ou l'étude du pouls, sans s'aider, pour en établir le diagnostique, de tous les signes par lesquels elles se manifestent, de toutes les circonstances dont elles s'accompagnent, ne se trompent pas moins

(1) *De purgandâ medicinâ a curarum sordibus.*

On jugera par l'anecdote suivante, tirée des Mémoires de madame de Staal, du ridicule excès auquel cette pratique étoit portée sous la régence. « Le comte » de L. se faisoit administrer deux lavemens par » jour. Le régent, qui entroit dans les derniers détails » de ce qui nous concernoit, examinant les Mémoires » de notre pharmacie avec ses ministres, l'abbé Du» bois se récria sur cette quantité de lavemens. Le duc » d'Orléans lui dit : Abbé, puisqu'ils n'ont que ce di» vertissement-là, ne le leur ôtons pas. »

que ceux qui, pour leur traitement, sont voués, comme nous venons de le dire, à des pratiques exclusives.

L'état des urines, le nuage qui se forme dans ce liquide et qui se trouve à la surface, au milieu ou dans le fond du vase dans lequel on le reçoit, suivant qu'une maladie aiguë est à son commencement, dans son milieu ou vers sa fin, ne peut point caractériser l'espèce de la maladie; ce n'est qu'un élément du diagnostique. Il en est de même du pouls: fort ou foible, régulier ou irrégulier, intermittent ou inégal, il n'indiquera jamais que l'une des circonstances de la maladie. Il faut, pour la reconnoître, embrasser dans son examen l'ensemble des phénomènes, et ne point croire qu'un signe isolé puisse être absolument caractéristique. Tout dans ce monde est taillé à facettes, a dit une femme de beaucoup d'esprit, et l'on juge des choses d'autant mieux que, sans se borner à l'examen de la facette par laquelle on les aperçoit d'abord, on les retourne en tous sens, et on les étudie sous toutes leurs formes. Le vice général de nos systèmes scientifiques tient à ce que leurs auteurs n'ont envisagé les objets dont ils s'occupent que sous un seul de leurs rapports : de quelque importance qu'il puisse être, sa considération sera toujours insuffisante. C'est ainsi qu'en Botanique nous avons vu successivement le système de Tournefort établi d'après la forme des fleurs, celui de Linné d'après l'état des parties sexuelles, depuis, ceux de Jussieu et de MM. de Lamarck et Desfontaines, plus rapprochés de la nature, en ce qu'ils ont adopté des rapports plus nombreux pour base de leurs divisions, et que dans les classes qu'ils ont établies, les plantes se trouvent rapprochées d'après leurs parties communes, les analogies qui existent entre leurs fleurs, leurs fruits, leurs feuilles, leur tronc et leurs racines.

Il paroît qu'Hippocrate attachoit peu d'intérêt à l'étude du pouls dans l'examen des maladies. Galien donna dans l'excès opposé, et prétendit que le pouls seul suffisoit pour faire reconnoître dans une maladie quelle est la partie affectée, quel est l'état du malade, et ce qu'il faut craindre ou espèrer. De nos jours, des médecins ne donnent leur attention qu'à l'état de force ou de foiblesse des malades; d'autres n'accordent de l'importance qu'à l'état de la langue et de l'estomac. Cependant aucune de ces circonstances ne doit être négligée, mais toutes sont nécessaires pour servir de base à un jugement certain.

Toutefois il sera long-temps impossible de persuader au peuple de ne pas croire aux *médecins d'urine*, comme il les appelle, et de ne point accorder sa confiance à ceux qui abusent ainsi de sa crédulité. On voit bien, en ce moment, des gens de toute espèce consulter des sorciers; et les diseurs de bonne aventure n'ont jamais joui d'une plus grande faveur.

On raconte qu'un hôpital, confié durant un espace de trente années, à deux médecins, dont la pratique exclusive étoit différente, présenta chaque année la même mortalité. Cela prouve que leur pratique étoit également mauvaise; et peu importe à l'humanité, que l'un tue en ordonnant la saignée mal-à-propos, et l'autre avec l'émétique administré sans indication.

Ces avis corrigeront difficilement ceux auxquels ils s'adressent. Un homme assez bien élevé s'étoit fait charlatan, et avoit dressé ses tréteaux dans une des rues les plus fréquentées de Londres. Il avoit calculé sur la foiblesse et sur la crédulité humaine, et jamais spéculation ne fut plus heureuse. Le célèbre Mead, affligé qu'une personne douée d'une certaine intelligence, et capable de démêler le vrai, se prostituât à un tel métier, lui conseilla un jour de l'abandonner. « Combien pen-
» sez-vous qu'il passe d'hommes par jour
» dans la rue d'Hannoversquare, lui dit
» l'empirique? — Vingt mille, répond le

» docteur. — A quelle quantité estimez-» vous le nombre de ceux qui jouissent » d'un sens droit et d'un jugement » sûr.... » ? Cinq cents. La proportion est évidemment trop forte....; cent, le nombre est encore exagéré; ils convinrent d'un commun accord qu'en les évaluant à dix (1), ils ne s'éloignoient pas beaucoup de la vérité. « Laissez-moi, dit alors le » charlatan, lever sur les dix-neuf mille » neuf cent quatre-vingt-dix le tribut qu'ils » me doivent; je ne m'oppose point à ce » que les dix autres vous accordent une » confiance certainement bien méritée. »

Ce qui assurera toujours parmi les hommes une grande faveur aux injures et aux sarcasmes prodigués à la médecine, ce n'est pas la vanité de ses promesses, si souvent déçues, comme on l'a avancé;

(1) Apparemment qu'il est à Londres plus de gens sensés qu'à Athènes, où Diogène étant sorti, et parcourant la place publique en plein midi, une lanterne à la main pour chercher *un homme*, rentra seul en son logis.

mais, selon moi, un effet de l'amour-propre, ce Protée que l'on rencontre partout, et sous mille formes diverses, quand on veut scruter les causes déterminantes de nos actions. L'homme se venge de l'espèce d'empire que la médecine exerce sur lui. Sain et sauf, il donne des coups de pied à l'idole qu'il encensoit durant la maladie. Cet art a en effet quelque chose de tyrannique. Ni la jeunesse, ni la fortune, ni l'esprit, ni le rang, ni la beauté, ne peuvent se soustraire à sa domination, et le potentat, comme l'esclave, sont forcés à chaque instant de s'y soumettre. Louis XV, lisant une consultation de ses médecins, répétoit à voix basse, et murmuroit entre ses dents, d'un air peu satisfait, les locutions usitées : *on fera*, *on prendra*, *on se gardera*, *on s'abstiendra*; ses ministres et ses généraux n'avoient point coutume d'employer avec lui ces formules impératives.

Ajoutez que le mépris de la mort étant une des vertus que les hommes affichent avec le plus d'ostentation, quoique dès long-temps un moraliste (1) en ait démontré toute la fausseté, ils ont dû toujours affecter un grand dédain pour les secours de l'art qui promet de prolonger la vie. Heureusement pour les médecins, le monde est rempli de faux braves, et c'est une chose trop constante pour n'être point remarquée; ceux qui, pleins de santé insultent à la médecine, et l'ont choisie pour le sujet habituel de leurs plaisanteries, montrent, lorsqu'ils deviennent malades, un excès de confiance qui naît évidemment d'un excès de pusillanimité et de frayeur.

Un dernier motif peut servir à expliquer pourquoi les hommes accueillent toujours, avec je ne sais quelle joie maligne toutes les épigrammes dont la médecine est l'objet; peut-être devrions-nous le taire, de peur d'être accusés de peindre la nature humaine sous des couleurs trop

(1) La Rochefoucauld.

odieuses. Essayons néanmoins de soulever un coin du voile, sans révolter nos lecteurs. Il est peu d'hommes pour lesquels le poids de la reconnoissance ne soit un fardeau ; nul d'entre eux ne se dissimule que la santé rendue ne soit un des plus grands bienfaits qu'il puisse recevoir : mais chacun, pour s'éviter à soi-même un pénible aveu, aime mieux faire honneur à la nature d'une guérison obtenue, et nier au médecin la part qu'il y a prise, que de consentir à lui en être redevable. Je sais que ceci souffre de nombreuses et d'honorables exceptions, mais la règle n'en subsiste pas moins, d'autant plus certaine que, suivant l'observation d'un médecin, l'ingratitude des malades est surtout remarquable chez ceux qui n'ont point acquitté ce qu'exige un devoir rigoureux.

C'est à tort que Caton l'ancien a été mis au nombre des détracteurs de la médecine. La haine qu'il portoit aux médecins grecs, qui seuls, de son temps, exerçoient cet art à Rome, tenoit à des causes politiques; « car, dit Plutarque, il avoit ouy ou leu la response que feit Hippocrates, quand le roy de Perse l'envoya querir, et luy feit offrir grosse somme d'or et d'argent, s'il le vouloit aller servir, quand il jura que jamais il ne serviroit aux barbares, attendu qu'ils estoyent naturels ennemys des Grecs. Cato affermoit que cela estoit un serment que tous austres médecins juroyent semblablement, au moyen de quoy il commandoit expressement à son fils de les fuyr tous esgualement, disant qu'il avoit feit un petit traicté de médecine, etc. » Il paroît qu'il se livroit à sa pratique avec une confiance risible, faisant saigner et purger ses esclaves, et toute sa maison, à certaines époques fixes. C'est de lui que vient le préjugé qui attribue à la chair de lièvre la vertu de faire rêver ceux qui s'en nourrissent; il la qualifie de chair *légère*, que les malades peuvent manger sans inconvénient. Veut-on savoir à quel excès ce sage portoit la crédulité ; on lit dans son traité, *De re Rusticâ*, *cap.* 160, la recette suivante pour guérir les membres cassés ou démis : « Prenez, dit-il, un roseau » vert de la longueur de 4 à 5 pieds ; fen- » dez-le en deux par le milieu, et que » deux personnes le tiennent sur vos » cuisses ; alors vous commencerez le » charme sur les membres cassés, en di- » sant : *Guérison au membre cassé : Motas* » *vœta, daries dardaries astalaties.* Vous » répéterez ces paroles avec les deux au- » tres personnes, jusqu'à ce que les ex- » trémités des deux morceaux de roseau » soient réunies, et vous agiterez un fer » par dessus. Lorsque les extrémités seront » réunies, vous les prendrez et les cou- » perez de droite et de gauche ; après quoi » vous les attacherez au membre qui sera » démis ou cassé, et il guérira. Recom- » mencez cependant ce charme tous les » jours, en disant pour un membre cassé : » *Guérison au membre cassé ;* et pour un

» membre démis : *Guérison au membre* » *démis*, ou bien : *Huat, hauat, huat,* » *pista, sista*, etc. » Les nègres de la côte de Guinée et les sauvages d'Amérique ne nous fournissent pas d'exemple plus frappant de superstition et de crédulité.

Les sarcasmes et les brocards sans nombre, dont la médecine fut de tout temps accablée, lui ont été presque tous lancés par des malades incurables, qui, dans leur humeur injuste et chagrine s'en prenoient à la médecine des torts de la nature qui les traitoit en marâtre. Montaigne (1) étoit valétudinaire; Molière tourmenté par

(1) Affecté de la gravelle, il parcouroit toutes les eaux minérales de France, d'Allemagne et d'Italie, cherchant partout un remède contre un mal incurable. Ses Voyages sont remplis de détails plus convenables dans un mémoire à consulter que dans les écrits d'un philosophe. « Cette idée, dont jusqu'à » présent j'ai été frappé, pourroit bien avoir mis en » mouvement ces humeurs dont avec le temps j'aurois » été délivré. » Du moment qu'il s'agit de sa maladie, et de l'effet des remèdes, notre sceptique devient le plus crédule des hommes, ou la plus ridicule des femmelettes.

une mélancolie habituelle, et par un crachement de sang qui lui devint fatal: de là ils ont tiré ce fonds intarissable de plaisanteries excellentes sous leur plume; les répéter jusqu'à la nausée, c'est, si l'on veut, faire preuve de mémoire, mais non de bon goût et d'esprit. J. J. Rousseau étoit en proie à des douleurs continuelles de vessie. Ce dernier se repentit néanmoins, vers la fin de sa vie, de toutes ses déclamations contre une des professions les plus utiles à l'humanité. « Il me dit un jour, dit M. Bernardin de » Saint-Pierre (1), si je faisois une nou» velle édition de mes ouvrages, j'adou-

(1) *Etudes de la Nature*, tome IV. Il n'y a pas de livre mieux écrit, et qui renferme un plus grand nombre d'erreurs en médecine et en histoire naturelle. J'en avois entrepris la réfutation, lorsque je m'aperçus que je ne saurois jamais atteindre à ce charme inimitable du style qui lui assurera toujours un si grand nombre de lecteurs, et qu'il m'étoit impossible de revêtir la vérité des ornemens agréables dont M. Bernardin de Saint-Pierre savoit si bien parer l'erreur et l'embellir.

» cirois ce que j'y ai écrit sur les médecins ;
» il n'y a pas d'état qui demande autant
» d'études que le leur ; par tout pays ce
» sont les hommes les plus véritablement
» savans. » A cet hommage d'autant plus flatteur, qu'il a été rendu dans le secret de l'intimité, je ne saurois rien ajouter de plus concluant, et sur-tout qui fût moins suspect de partialité.

CHAPITRE XIIe ET DERNIER.

Erreurs touchant la Mort. Fausses terreurs qu'elle inspire.

ESSAYONS, en achevant cet ouvrage, de détruire une des erreurs les plus répandues et les plus funestes au bonheur des hommes; je veux parler des craintes chimériques que la mort leur inspire. Il en est peu qui n'envisagent avec horreur le spectacle de nos derniers momens; il n'en est aucun, dans l'état actuel de la science, qui puisse se former des idées justes sur les changemens que nous éprouvons dans notre manière de juger et de sentir, au moment où le principe de vie est près d'abandonner le corps qu'il anime. En cet instant suprême l'homme s'échappe en quelque manière à lui-même, et dans cette dégradation successive de son être, il est loin de ressentir ce déchirement douloureux, qui, selon l'opinion commune, s'opère au moment de la mort, et rend ses approches si terribles et si redoutables au plus grand nombre. Il est bon d'avertir le lecteur qu'il ne sera aucunement question de l'âme immortelle, de cette émanation divine à laquelle l'homme doit la supériorité dont il jouit sur les animaux, qui survit à la matière, et, dégagée des liens qui l'unissoient à cette portion périssable de nous-mêmes, revole au sein de l'Éternel. Ce rayon divin est loin de s'éteindre, il échappe à la mort pour endurer les peines infinies, ou goûter les jours ineffables qui doivent servir de châtiment au crime, et de récompense à la vertu.

Dans cette étude de la décomposition successive des facultés intellectuelles au moment de la mort, il sera seulement question des facultés communes à l'homme et à tous les animaux qui, comme lui, ont un cerveau. On a entièrement abandonné l'hypothèse de Descartes qui regardoit ces derniers comme de simples machines, véritables automates voués à l'exécution d'une série d'actes nécessaires. Ce sont ces facultés surbordonnées à la matière, altérables et destructibles comme elle, qui vont faire l'objet de nos considérations; elles rentrent essentiellement par leur nature dans l'ordre de nos recherches. « Il n'appartient qu'à celui qui a » pratiqué la médecine, d'écrire de la » métaphysique; lui seul a vu les phé- » nomènes, la machine tranquille ou fu- » rieuse, foible ou vigoureuse, saine ou » brisée, délirante ou réglée, successi- » vement imbécille, éclairée, stupide, » bruyante, muette, léthargique, vivante » ou morte (1). »

C'est au médecin Loke que l'on doit la première analyse de l'entendement humain : Condillac n'est que le premier de ses disciples. Il n'a fait que suivre la route ouverte; et, de quelque importance que soient ses travaux, il restera toujours

(1) Diderot.

entre le médecin anglais et lui l'immense intervalle qui sépare le créateur de l'imitateur. Loke sonde les profondeurs d'une main plus hardie et plus sûre. Condillac orne mieux les surfaces : par l'inimitable clarté de son style, il rend accessibles aux moins instruits les vérités les plus abstraites, et semble tellement s'approprier les découvertes de Loke par les heureux développemens qu'il sait leur donner, qu'il se met, pour ainsi dire, de moitié dans le mérite de l'invention. Ces philosophes et leurs disciples ont parfaitement vu et complètement expliqué l'origine et le développement des facultés intellectuelles. Ils ont confirmé par le raisonnement et l'observation l'ancien axiome de la philosophie péripatétique, qu'il n'est rien dans l'intelligence qui n'ait été auparavant dans la sensation, *nihil est in intellectu quod non prius fuerit in sensu ;* qu'ainsi il n'existe pas d'idées innées, mais que seulement l'enfant apporte en naissant la disposition à en acquérir par les impressions que produisent sur ses sens les objets extérieurs ; mais ces écrivains, d'ailleurs si habiles à expliquer la génération et, pour ainsi dire, le mécanisme des facultés intellectuelles, se sont bornés à faire l'histoire de leur origine et de leurs progrès. Aucun d'eux n'a songé à étudier comment cet édifice lentement élevé se dégrade avec l'âge, et tombe enfin en une ruine totale au moment de la mort. Ils se sont exclusivement occupés de la composition des facultés intellectuelles : ils n'ont point étendu leurs recherches jusqu'à la décomposition des mêmes facultés ; semblables à ces chimistes qui croiroient connoître parfaitement la nature d'une substance pour l'avoir seulement étudiée par l'analyse de composition : mais, de même que le chimiste ne connoît parfaitement un corps qu'après l'avoir décomposé et refait de toutes pièces, les métaphysiciens ne connoîtront jamais la nature diverse et l'importance relative des différentes facultés de l'entendement, qu'après avoir exercé sur elles la double analyse de composition et de décomposition. Dans un sujet aussi difficile, il faut recourir à l'emploi de toutes les méthodes dont nous pouvons user dans la recherche de la vérité: car telle est la condition de l'esprit humain; ce n'est qu'en se servant de tous ses leviers qu'il peut déployer utilement toutes ses forces.

Pénétré depuis long-temps de cette vérité, j'ai tenté de soumettre nos facultés intellectuelles à ce mode, pour elles nouveau, de décomposition et d'analyse. L'observation répétée n'a pas tardé à me convaincre que rien n'étoit plus lumineux. J'ai cru reconnoître:

1°. Que, de même que tous les organes du corps ne cessent point à la fois d'agir, nos facultés intellectuelles ne sont pas non plus frappées d'une destruction simultanée, mais s'éteignent séparément et par degrés.

2°. Que cette extinction des facultés

intellectuelles se fait dans un ordre constant et observable.

3°. Enfin, que cet ordre de décomposition étoit parfaitement inverse de l'ordre de composition, de telle sorte que, dans cette perte successive des fonctions mentales, la faculté de raisonner nous quitte la première, après elle le jugement, puis la mémoire, et en dernier lieu la faculté de sentir.

La sensation du toucher, par laquelle commence notre existence morale, est aussi la dernière qui nous abandonne. Les mouvemens du fœtus, dont la surface touche à l'intérieur de la poche où il est contenu, sont les premiers indices de la sensibilité extérieure; les mouvemens du moribond, qui s'agite et se remue avec inquiétude dans sa couche, sont aussi les derniers symptômes de sa vie.

Vivre n'est point la même chose pour l'homme à toutes les époques de son existence. Cet ensemble de phénomènes successifs, auxquels on donne le nom de vie, est loin de s'offrir d'abord dans toute sa plénitude et toute sa variété. Lorsque l'œil aperçoit la première ébauche du nouvel être, les mouvemens du cœur sont le premier acte dont il devienne le témoin. Ajoutez-y le cours des liquides, la nutrition et le développement des organes : voilà en quoi consiste la vie entière de l'embryon ; il ne respire ni ne digère, ses sécrétions sont foibles, il ne jouit pas de la conscience de son être. Privé des sensations, des mouvemens volontaires et de la voix, il peut être considéré comme une excroissance qui s'organise pour acquérir la possibilité d'une existence isolée; analogue à la bouture d'un végétal, il vit d'une vie empruntée jusqu'à ce qu'il ait atteint le développement nécessaire à une existence propre et indépendante. Il ne peut pas être comparé à un homme profondément endormi : car dans le plus profond sommeil la digestion et la respiration continuent, la vie nutritive se trouve réduite pour le fœtus à ses plus simples élémens. Il puise dans le placenta, par de véritables racines, les sucs qu'il doit s'approprier; ces sucs circulent dans sa substance; puis ce qui n'a point été employé à son profit retourne à la mère. Comme les plantes parasites, il se nourrit aux dépens du tronc sur lequel il est enté: il vit aux frais de la mère comme l'un des membres de cette dernière, différant néanmoins de ceux-ci en ce qu'il possède tous les organes nécessaires à son existence séparée, après qu'ils auront acquis un certain degré de développement et de force.

Lorsque l'enfant est venu au jour, la respiration et la digestion s'ajoutent à la circulation et à la nutrition; l'absorption s'établit, les sécrétions prennent toute leur activité. Les organes des sens s'ouvrent d'abord faiblement aux impressions extérieures, le cerveau les reçoit par l'entremise des nerfs, les muscles soumis à l'empire de la volonté entrent en action, l'enfant pousse des cris, mais toutes ces fonctions nouvelles ont besoin d'une sorte d'éducation; il faut que le nouveau-né apprenne à voir, à entendre, à flairer, à goûter, ainsi qu'à toucher. Les facultés intellectuelles ne se développeront que successivement, les mouvemens n'acquerront que lentement toute leur précision et toute leur force. La voix, qui lui est d'abord accordée pour exprimer ses besoins physiques, ne donne naissance à la parole qu'au moment où, son intelligence étant ébauchée, il peut déjà profiter du commerce et des idées d'autrui. Enfin, la faculté de perpétuer son espèce par la génération ne lui sera accordée qu'au bout d'un temps considérable, et lorsque les fonctions nécessaires à la conservation de l'individu s'exerçant dans toute leur énergie, il pourra employer ce qu'il a de superflu à la conservation de l'espèce.

Si maintenant nous jetons un coup d'œil rapide sur les progrès de l'intelligence, nous verrons avec intérêt sa composition graduelle suivre une marche exactement semblable à la composition successive des facultés physiques. Le nouveau-né est d'abord assiégé par des impressions douloureuses. Le contact de l'air, sur une surface humide et comme dénuée d'épiderme, tant celui qui la couvre conserve encore de délicatesse, cause une impression pénible qu'il exprime par des cris. Ses yeux, fixes encore, n'expriment qu'un étonnement stupide : des mucosités les obscurcissent. Il passe la plus grande partie de la journée endormi, et ne se réveille que par instans pour se suspendre au sein de sa nourrice ; mais bientôt l'enfant est devenu assez fort pour supporter l'impression des objets : ses yeux, fixes auparavant, deviennent mobiles ; ils recherchent avec avidité les couleurs et la lumière ; comme les plantes conservées dans des caveaux obscurs, ils se dirigent vers l'endroit d'où vient la clarté avec une telle constance, que l'enfant deviendra louche si son berceau n'est point placé de manière que le jour tombe également et directement sur les deux yeux. Les couleurs les plus vives et les plus éclatantes sont celles qu'il préfère. Le son et même le bruit ont pour lui des charmes. L'exercice des sens, la nouveauté des impressions le ravissent, il semble heureux de la conscience qu'elles lui donnent de son être. Le sourire naît sur ses lèvres : c'est vers le quarantième jour, suivant la remarque de Pline, que s'observe pour la première fois cette expression du plaisir.

L'enfant veut tout toucher pour tout connoître; moins avide de mouvemens que de sensations, il ne marche point encore qu'il s'empresse de manier et de palper en tout sens les objets qui se trouvent à sa portée. Il promène ses petites mains sur toutes leurs surfaces, en apprécie la consistance, la pesanteur, la forme, la température, recueille des impressions qui se transformeront en idées, et accroît ainsi les trésors de son intelligence avec plus d'activité que n'en met l'avare à entasser des richesses. C'est par le sens du toucher que lui arrive le plus grand nombre d'impressions et d'idées : c'est par lui qu'il acquiert la notion des distances. Il s'élançoit d'abord des bras de sa nourrice pour atteindre un but éloigné ; se trompant aussi sur la véritable dimension de la bouche et des corps qu'il y veut introduire, il présente à son ouverture les corps les plus volumineux, et s'efforce de les y faire pénétrer.

Les sensations vives et rapides se succèdent continuellement, et n'impriment que des traces peu durables. Le cerveau n'en conserve qu'une mémoire fugitive : l'enfant oublie au bout de peu de jours les êtres qui lui sembloient les plus chers ; on diroit qu'il s'essaye à devenir ingrat. Changez la bonne d'un enfant de quinze mois, quoiqu'il en parût inséparable, il l'oublie au bout de quelques instans, et témoigne le lendemain la même affection à une femme nouvelle.

La durée du sommeil s'abrége chaque jour. Le cerveau et l'estomac paroissent avoir un besoin égal, l'un de sensations, et l'autre d'alimens. Le sommeil et la veille se partagent la journée : le premier est déjà troublé par des rêves. Ils sont tous d'une nature analogue aux sensations les plus habituelles. Dirai-je avec quel inexprimable ravissement une mère contemple le visage de son enfant endormi, agité par le souvenir du sein maternel ? Sa petite figure, auparavant calme et paisible, offre des agitations comme convulsives ; il goûte en illusion les douceurs d'un lait pur et réparateur.

L'éruption successive des dents annonce qu'il est appelé à se nourrir d'alimens plus solides. Il essaye ses pas chancelans, et se traîne d'abord plutôt qu'il ne marche. Bipède imparfait, il ne peut, à raison du développement incomplet de ses organes, se tenir debout, les yeux dirigés vers le ciel, noble prérogative dont, s'il falloit en croire Ovide (1), l'homme jouiroit seul entre tous les animaux.

---

(1) *Os homini sublime dedit, cœlumque tueri*

Les sensations, qui se heurtent et se détruisent en quelque manière par l'effet de leur multiplicité et de leur succession rapide, prennent plus de fixité à mesure que les organes acquièrent plus de consistance. La mémoire se compose alors des impressions moins fugitives : l'homme est capable d'instruction : « Enseigne le bien et le mal à ton fils, âgé de cinq ans, » dit le second Zoroastre. Cette faculté de l'esprit devient imagination par la secousse favorable qu'imprime aux organes l'éveil heureux de la puberté.

L'imagination, comme l'ont très-bien vu les métaphysiciens modernes, a sa source dans une mémoire plus prompte et plus vive, et c'est à l'époque de la puberté et de la première jeunesse, qu'elle a le plus de netteté, d'étendue, et de puissance. C'est

---

Jussit, et erectos ad sydera tollere vultus.

Ces vers s'appliquent encore mieux au poisson désigné par les naturalistes sous le nom d'*uranoscope*. Ses yeux, dirigés en haut, restent continuellement tournés vers le ciel.

de cette époque que nous conservons les souvenirs les plus distincts et les plus durables.

J'ai ouï conter au respectable M. Dubelloy, presque centenaire, des anecdotes de sa jeunesse, avec tout le feu et toute la vivacité de cet âge. Il n'en omettoit aucune des circonstances, même les plus minutieuses, embellissoit son récit des couleurs locales les plus variées et les plus vives; et cependant ce prélat vénérable ne se rappeloit que confusément ce qui s'étoit passé la veille au Sénat. C'est ce qui donne durant toute la vie, aux souvenirs de la patrie absente, tant de force et tant d'énergie. Le guerrier, expirant sur les rives du Scamandre, se rappelle encore la douce Argos et les vallons délicieux de la paisible Arcadie: *Et dulces moriens reminiscitur Argos.* Le féroce Africain, chargé du poids de nos fers, se donne courageusement la mort, assuré de revoir sa patrie, dont il rêve tous les charmes. Deux Lapons, transportés au milieu d'une cour brillante, tentent de regagner à la nage leurs monts hérissés de frimas, et s'élancent sans hésiter au milieu des flots qui doivent les engloutir. Les tribus d'Israël, captives sur les bords de l'Euphrate, regrettent les monts stériles de la Palestine, au milieu des fertiles plaines de Babylone. Souvenir de la patrie absente, qui pourroit dire toute votre puissance? Atteint naguère (1) d'une fièvre maligne et convulsive, sur le point de mourir, lorsque tout chez moi menaçoit de s'éteindre, tout, hormis les sentimens affectueux du cœur, lorsque les choses du monde m'apparoissoient déjà dans un lointain obscur, et comme enveloppées d'une vapeur légère; montagnes de mon pays que je n'ai jamais pu revoir sans une émotion profonde, votre image se retraçoit à mon souvenir; mon imagination me rappeloit avec fidélité votre aspect imposant, vos sites enchanteurs et

(1) 1809.

vos horreurs majestueuses! Ces idées fortement empreintes dans la mémoire, à l'époque où elle jouit d'une force plus considérable et d'une netteté plus grande, conservent nécessairement plus d'empire sur l'homme simple et grossier, que sur celui qui a continuellement affoibli ces impressions natives par une succession variée d'idées nouvelles et de nouveaux sentimens.

C'est une remarque constante, que les habitans des pays de montagnes sont plus fortement attachés, que ceux des plaines, au pays qui les a vus naître. L'amour de la patrie est capable de leur inspirer les résolutions les plus magnanimes et le plus héroïque dévouement. Des sentimens si généreux peuvent être rapportés à des causes matérielles et physiques. Les yeux du montagnard sont frappés de bonne heure par le magnifique spectacle que la nature lui présente à chaque instant. Les effets que produisent sur nous ses merveilles, sont plus profonds et plus durables que ceux qui naissent du spectacle de l'industrie humaine, surtout lorsqu'elles ont lieu à l'âge où domine la mémoire, jointe à l'imagination.

Lorsque le corps de l'homme cesse de croître en hauteur, il s'étend dans toutes les autres dimensions. Tous ses organes acquièrent un plus haut degré de dureté, de solidité, et de consistance. Il en est de même des facultés intellectuelles et morales. A l'empire de l'imagination succède celui du jugement et du raisonnement. L'homme est propre à remplir tous les devoirs que comportent la famille et la société. Il est capable d'éprouver toutes les passions. Son cœur en porte le germe, et son esprit peut en tracer les peintures à la fois les plus animées et les plus fidèles : heureux quand le hasard l'a fait naître dans un pays et à une époque où l'on parle une langue capable de fournir au développement du génie, et d'immortaliser ses conceptions !

Parvenus au terme le plus élevé de vigueur et de force, le moral et le physique nous offrent une marche rétrograde, et suivent des lois de décroissement absolument semblables à celles de leur accroissement. Ce n'est point ici le lieu de répéter tout ce que l'on a dit sur l'affoiblissement progressif des fonctions et des organes depuis l'époque de la maturité jusqu'à cet âge à bon droit nommé la seconde enfance. Il est inutile de retracer comment, les fonctions intérieures devenant de jour en jour plus languissantes, les digestions plus laborieuses, l'absorption plus difficile, la circulation plus lente, la chaleur moindre, les sensations moins vives, les mouvemens plus pénibles et plus rares, les organes des sens extérieurs se ferment par degrés aux impressions habituelles. L'œil ne distingue plus nettement les objets, l'oreille est à peine ébranlée par les sons les plus éclatans, le nez devient insensible aux odeurs et la langue aux saveurs. « Il faut que nous » rendions à la nature en détail ce que

» nous avons reçu d'elle en détail » (1). Elle nous rend ainsi peu à peu étrangers à tout ce qui nous environne, comme pour nous préparer à une séparation douloureuse.

Etudions maintenant l'homme au lit de la mort; nous verrons le physique et le moral s'éteindre d'une manière analogue et successive. Celui qui conserve assez de courage et de sang froid pour assister au spectacle déchirant d'une longue agonie, voit l'homme intellectuel s'éteindre par degrés comme l'homme physique. Il est bien nécessaire d'apporter dans les observations qu'exige une pareille entreprise, un esprit ferme et dégagé de toute superstition. Sans cela la raison, profondément émue par ces scènes si terribles pour le commun des hommes, cède infailliblement sa place à l'imagination qui confond bientôt et dénature tout ce qu'elle croit observer au travers de son prisme exagérateur.

(1) Frédéric II, roi de Prusse. Correspondance avec d'Alembert.

Observez la nature; cela vaut mieux qu'imaginer les hypothèses les plus ingénieuses. Personne, à ma connoissance, n'a songé à prendre un enfant au sortir du sein de sa mère, et à faire l'histoire des progrès de son intelligence en notant, avec une exactitude scrupuleuse et jour par jour, tous ses accroissemens observables. On peut reprocher à Condillac, aux travaux duquel l'histoire de l'esprit humain est d'ailleurs si redevable d'avoir méprisé ou plutôt méconnu cette source féconde de découvertes, et de s'être en quelque sorte placé dans l'abstrait, en supposant une statue qu'il anime par degrés, et qu'il revêt successivement des organes des sens, afin de déterminer quelle est la part de chacun dans la formation de l'intelligence. Loke s'élève ou plutôt s'envole trop rapidement d'un petit nombre de notions générales sur les idées primitives qui se gravent dans l'intelligence du nouveau-né à l'histoire de l'entendement humain. Je pense qu'un ouvrage où l'on exposeroit et où l'on tiendroit en quelque sorte registre des progrès et des accroissemens successifs de l'intelligence, seroit digne de ce siècle si fécond en merveilles. Il faudroit associer à ces recherches l'étude de l'accroissement simultané des organes. La lumière s'augmente de ses rayons réfléchis, et ces deux ordres de recherches se prêteroient de mutuels secours.

Mille chemins conduisent à la mort; mais, bien que la multitude des causes qui peuvent amener la fin de notre existence soit presque innombrable, elle se termine généralement de deux manières : ou bien nous périssons, parce qu'un des principaux foyers de la vie, le cœur, par exemple, est atteint d'un coup d'épée, le cerveau frappé d'apoplexie, ou les poumons d'asphyxie, et alors l'extinction est tellement subite que l'on ne peut observer aucune succession dans la décomposition des facultés intellectuelles; ou bien nous succombons après une longue agonie, et alors soit que la mort dépende de la vieillesse ou d'une autre maladie qui ne frappe aucun centre de vie, il est possible d'observer la destruction graduelle de ces facultés. Bichat a très-bien observé que, dans le premier genre de mort nommée par lui *accidentelle*, les fonctions physiques s'interrompent brusquement. La chaleur s'éteint d'abord au centre, et abandonne plus tard la circonférence; le cœur ne bat plus, et cependant l'estomac digère encore, l'absorption continue, le rectum et la vessie se vident; les ongles et les poils s'accroissent; il se dégage de la chaleur dans les vaisseaux capillaires, tandis que dans la mort qu'il nomme *naturelle* la chaleur abandonne la circonférence, et subsiste encore au centre: la vie semble s'y réfugier, et se termine par la cessation des battemens du cœur dont les cavités droites remplies de sang palpitent encore quelques instans après que la respiration a cessé.

Les phénomènes par lesquels a commencé la vie sont aussi ceux par lesquels elle s'achève. La circulation s'est offerte la première; elle est aussi la dernière qui s'exécute. Les battemens de l'oreillette droite sont le premier mouvement qu'on observe sur l'embryon : c'est aussi le dernier que l'on aperçoit chez l'agonisant. Les phénomènes nutritifs auxquels l'existence du fœtus est, comme on l'a dit, presque entièrement bornée, continuent encore lorsque les organes destinés à nous mettre en rapport avec les êtres qui nous environnent, sont plongés depuis longtemps dans un sommeil dont ils ne se réveilleront plus.

Voici l'ordre dans lequel les facultés intellectuelles cessent et se décomposent (1). La raison, cet attribut dont l'homme se prétend le possesseur exclusif, l'abandonne la première. Il perd d'abord la puissance d'associer des jugemens, et bientôt après celle de comparer, d'assembler, de combiner, de joindre ensemble plusieurs idées,

---

(1) Nous nous abstiendrons de décrire ici l'ordre si bien connu, suivant lequel nos facultés physiques s'éteignent graduellement.

pour prononcer sur leurs rapports. On dit alors que le malade perd la tête, qu'il déraisonne, qu'il est en délire. Celui-ci roule ordinairement sur les idées les plus familières à l'individu, la passion dominante s'y fait aisément reconnoître. L'avare tient sur ses trésors enfouis les propos les plus indiscrets; l'impie meurt assiégé de religieuses terreurs. Souvenirs délicieux de la patrie absente, vous vous réveillez alors avec tous vos charmes et dans toute votre énergie!

Après le raisonnement et le jugement, c'est la faculté d'associer des idées qui se trouve frappée de la destruction successive. Ceci arrive dans l'état connu sous le nom de défaillance, comme je l'ai éprouvé sur moi-même. Je causois avec un de mes amis lorsque j'éprouvai une difficulté insurmontable à joindre deux idées sur la ressemblance desquelles je voulois porter un jugement; cependant la syncope n'étoit pas complète, je conservois encore la mémoire et la faculté de sentir ; j'entendois distinctement les personnes qui étoient autour de moi, dire, *il s'évanouit*, et s'agiter pour me faire sortir de cet état qui n'étoit pas sans quelque douceur.

La mémoire s'éteint ensuite. Le malade, qui dans son délire reconnoissoit encore ceux qui l'approchoient, méconnoit enfin ses proches, puis ceux avec lesquels il vivoit dans une grande intimité.

Enfin il cesse de sentir, mais les sens s'éteignent dans un ordre successif et déterminé ; le goût et l'odorat ne donnent plus aucun signe de leur existence, les yeux se couvrent d'un nuage terne et prennent une expression sinistre, l'oreille est encore sensible aux sons et au bruit. Voilà pourquoi sans doute les anciens, pour s'assurer de la réalité de la mort, étoient dans l'usage de pousser de grands cris aux oreilles du défunt. Le mourant ne flaire, ne goûte, ne voit et n'entend plus, qu'il lui reste la sensation du toucher ; il s'agite dans sa couche, promène ses bras au dehors, change à chaque instant de posture, et exerce, comme nous l'avons déjà dit, des mouvemens analogues à ceux du fœtus qui remue dans le sein de sa mère. La mort qui va le frapper ne peut lui inspirer aucune frayeur, car il n'a plus d'idées, et il finit de vivre comme il avoit commencé, sans en avoir la conscience.

La mort, observée dans les phénomènes qui la précèdent ou l'accompagnent, cesse donc d'être terrible; et, semblable à presque tous les objets de notre admiration ou de notre effroi, elle n'est rien pour l'homme qui ose s'en approcher et la soumettre à l'analyse.

Une des obligations les plus onéreuses imposées aux médecins, c'est d'annoncer aux parens du malade que celui-ci touche à son heure dernière. Rien de plus dangereux et de plus délicat que de lui faire part à lui-même d'un semblable avis. De quelque importance que les dispositions religieuses ou civiles qui lui restent à prendre puissent paroître, il est cruel d'empoisonner, par les terreurs de la mort, les restes d'une existence prête à s'éteindre. La nature, en bonne mère, dérobe à l'homme comme à tous les animaux, la connoissance de sa fin. Le phthisique, consumé par la fièvre lente, et l'hydropique, sur le point d'être suffoqué par l'amas des eaux, rêvent encore à leur guérison prochaine, et s'endorment ainsi bercés par les consolantes illusions de l'espérance.

Le malade qui, dans son inquiète curiosité, vous paroît le mieux résigné, ne croit point être aussi près du terme, et seroit mortellement affecté de voir le médecin partager son avis. On doit donc se garder soigneusement d'être la dupe de sa dissimulation. Annoncez au malade que ses craintes ne sont pas sans fondement, vous le verrez pâlir tout-à-coup, et son inquiétude se peindre au travers d'un calme trompeur et d'une résignation forcée. Le trouble qu'il en ressent va bientôt jusqu'au délire. On entend gronder l'orage des passions mal éteintes, et le murmure des regrets que ne sauroient calmer les plus magnifiques promesses de la religion et ses exhortations les plus touchantes. Tout ce que peuvent raisonnablement exiger du médecin les parens du malade, est de leur faire part de ses craintes. L'humanité lui fait un devoir de paroître toujours à ses yeux avec l'air de la confiance et de la sérénité, même alors qu'il ne croit plus en son pouvoir de le rappeler à la vie.

Le corps, abandonné par le principe de vie, ne devient point la pâture des vers, comme le pensent bien des gens effrayés de l'idée d'être ainsi dévorés après la mort. Les vers ne se développent que dans les cadavres long-temps exposés à l'air et sur lesquels les mouches ont pu en déposer le germe ; ensevelis dans la terre nos corps y subissent diverses transformations, puis s'évaporent en gaz ou principes fugaces et volatils, qui, rendus au réservoir commun et mêlés de nouveau au sein des élémens, éprouvent une succession continuelle de formes et de métamorphoses. C'est ainsi que la matière tourne incessamment dans un cercle sans fin, éternelle en ce sens, qu'il n'est pas donné à la raison humaine de concevoir l'anéantissement d'une seule de ses molécules.

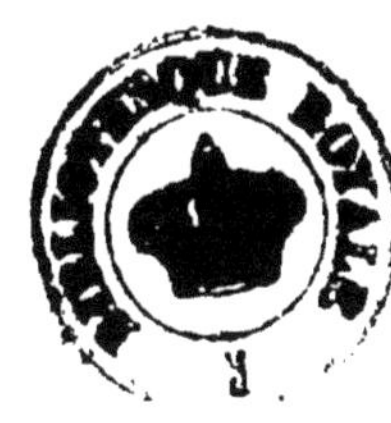

FIN.

TABLE DES CHAPITRES

CONTENUS DANS CE VOLUME.

CHAPITRE SEPTIÈME.

CHAPITRE HUITIÈME.

CHAPITRE NEUVIÈME.

CHAPITRE DIXIÈME.

CHAPITRE ONZIÈME.

CHAPITRE DOUZIÈME.

FIN DE LA TABLE DES CHAPITRES.

TABLE ALPHABÉTIQUE (1)

DES MATIÈRES CONTENUES DANS CE VOLUME.

A.

(1) L'extrême variété des sujets traités dans cet ouvrage a fait adopter l'ordre alphabétique dans cette Table des matières.

B.

C.

D.

E.

F.

G.

H.

I.

J.

K.

L.

---

(1) Au moment où j'écris ces mots, je lis dans le second volume d'un Dictionnaire des Sciences médicales qui paroît en ce moment, page 169, « que la résection du filet de la langue peut être » suivie du renversement de cet organe; accident fort grave, et » qui entraîne presque toujours la suffocation de l'enfant. On y » remédie en contenant la langue avec une bande qui se fixe sous » le menton, et qui ne doit être détachée que lorsque le malade a » besoin de teter...... » C'étoit bien la peine d'écrire. Répétons avec le sage : *Errare humanum est.*

M.

N.

O.

P.

R.

T.

V.

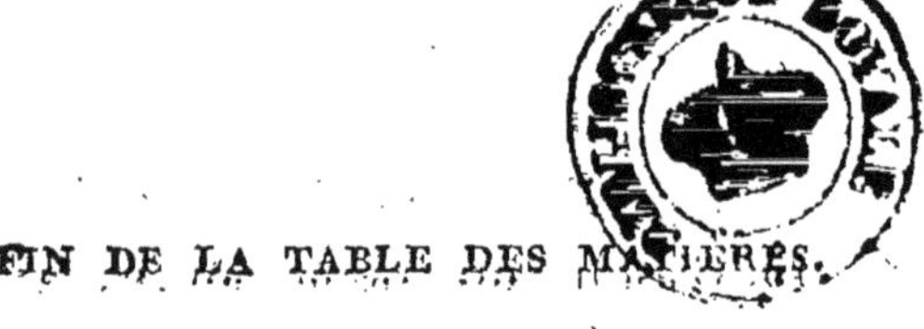

FIN DE LA TABLE DES MATIÈRES.

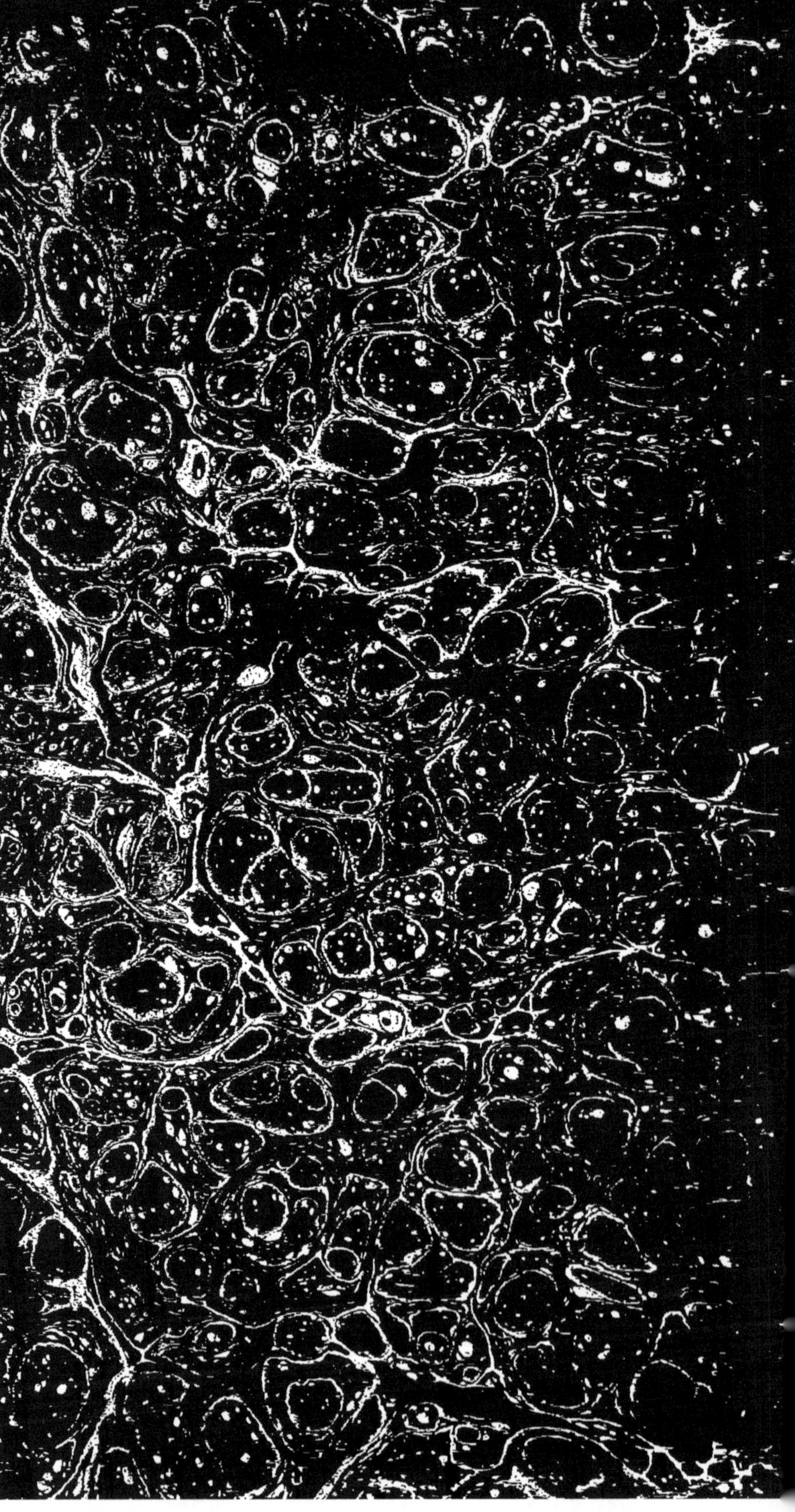

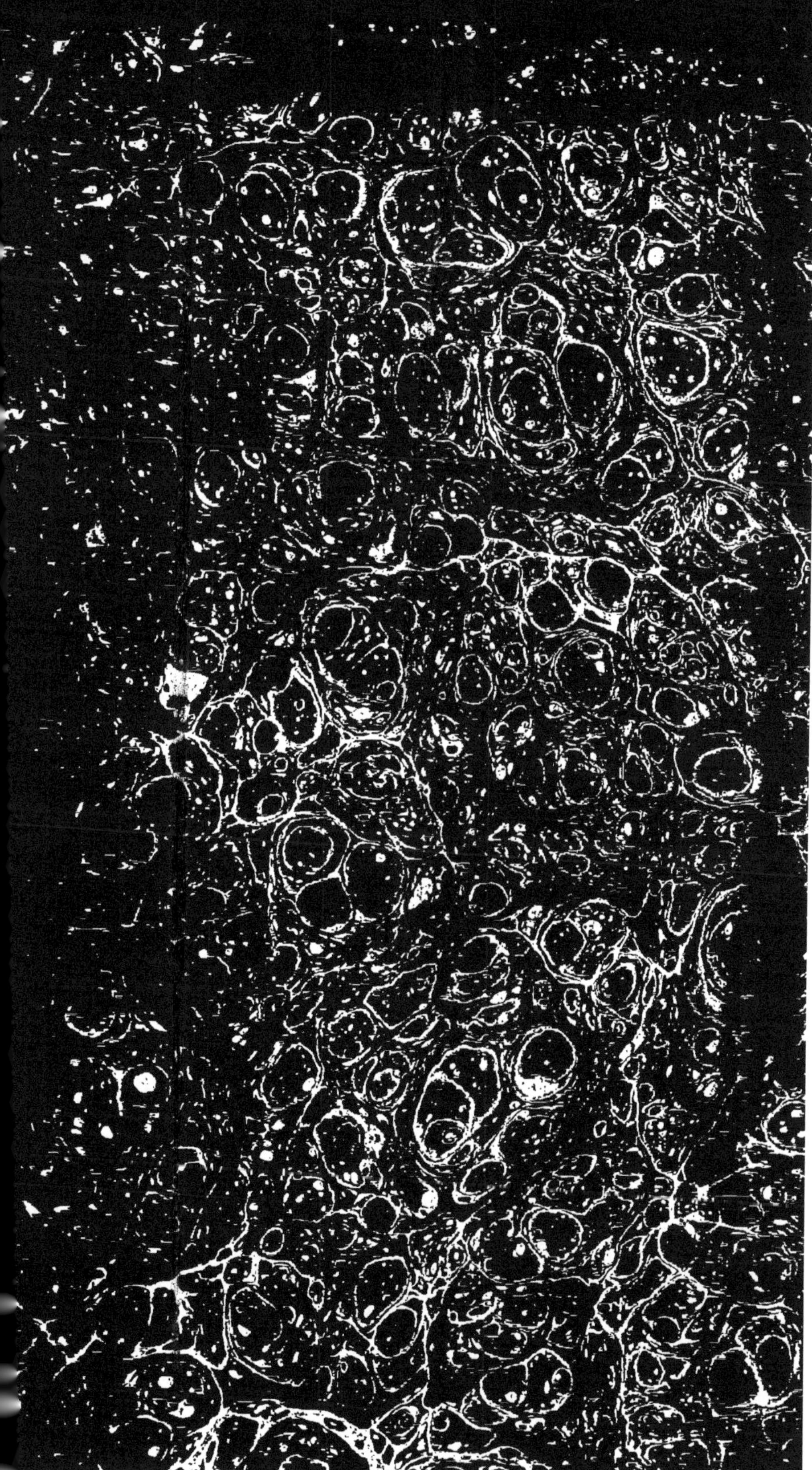

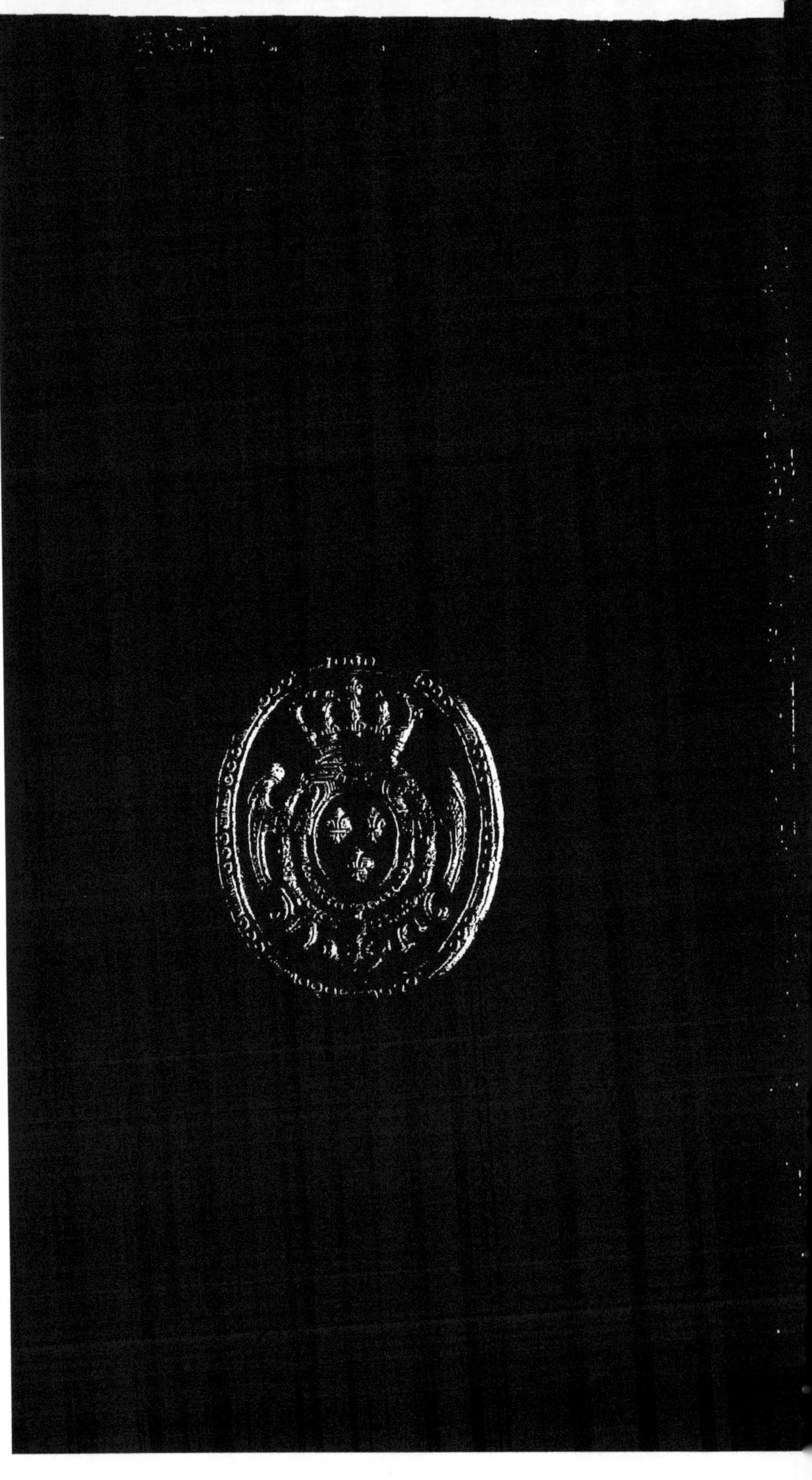

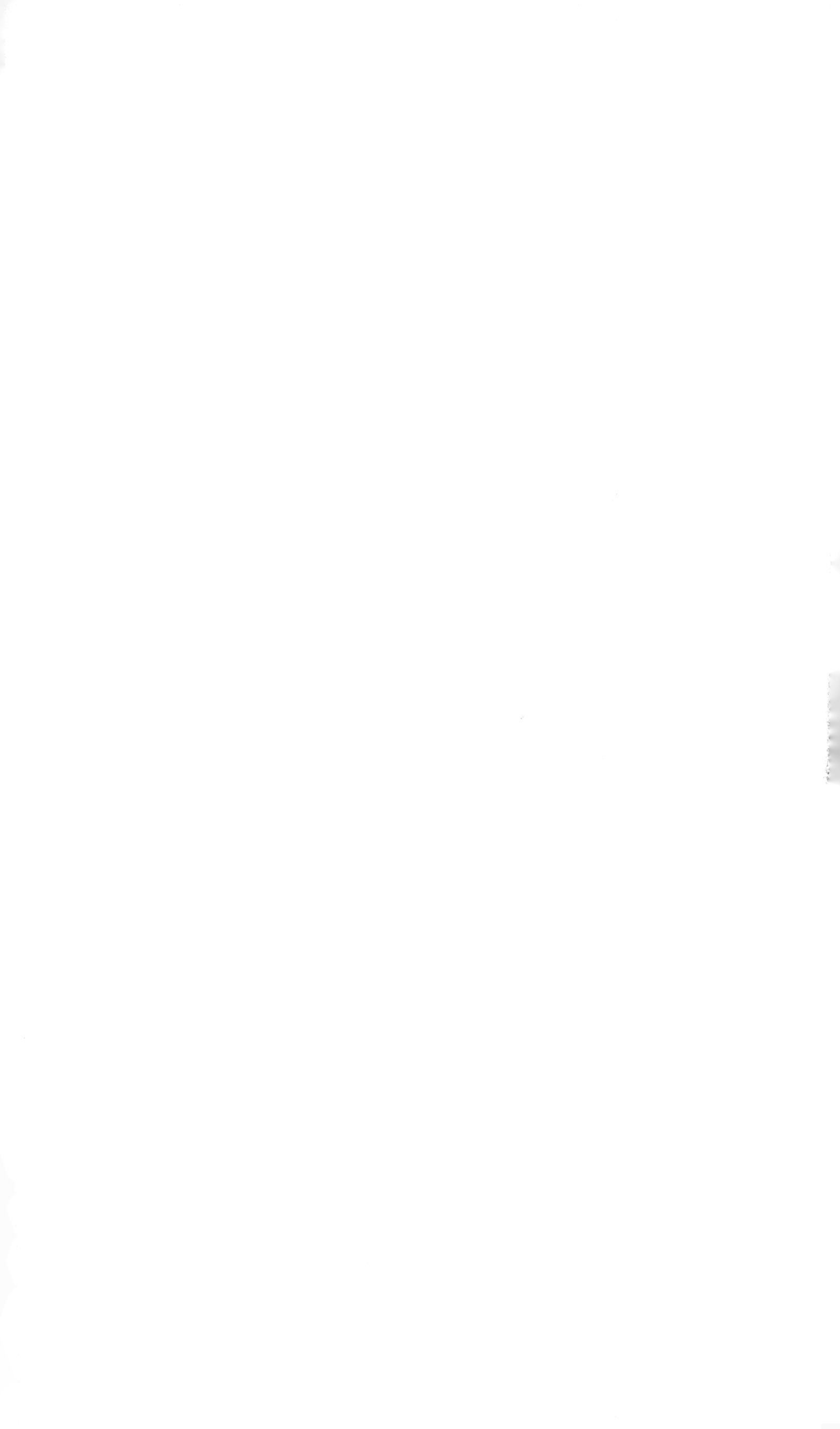

www.ingramcontent.com/pod-product-compliance
Ingram Content Group UK Ltd.
Pitfield, Milton Keynes, MK11 3LW, UK
UKHW020320200726
13857UKWH00001B/221